·找穴不出错　居家保安康·

精准取穴超简单

于志远 ⊙ 编著

362个经穴+46个经外奇穴的快速取穴方法

精准定位+简便取穴　一穴两图（人体骨骼定位图、真人演示图），图文对照，轻松找准穴位

功效+主治+按摩　浓缩穴位精华，简明清晰，居家操作，调理更有效，保障家人健康

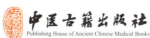

中医古籍出版社
Publishing House of Ancient Chinese Medical Books

图书在版编目（CIP）数据

精准取穴超简单/于志远编著. -- 北京：中医古籍出版社, 2019.7
ISBN 978-7-5152-1911-0

Ⅰ. ①精… Ⅱ. ①于… Ⅲ. ①选穴 Ⅳ. ① R224.2

中国版本图书馆 CIP 数据核字 (2019) 第 115313 号

精准取穴超简单

编　　著：	于志远
责任编辑：	黄鑫　张凤霞
出版发行：	中医古籍出版社
社　　址：	北京市东直门内南小街 16 号（100700）
印　　刷：	北京彩虹伟业印刷有限公司
发　　行：	全国新华书店发行
开　　本：	710mm×1000mm　1/16
印　　张：	14
字　　数：	222 千字
版　　次：	2019 年 7 月第 1 版　2019 年 7 月第 1 次印刷
书　　号：	ISBN 978-7-5152-1911-0
定　　价：	68.00 元

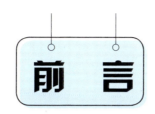

经络学说是祖国医学基础理论的核心之一,是中医学的重要组成部分,是中医外治疗法的重要理论依据和操作手法的基础。穴位是人体经络线上有特殊作用功效的点,中医可以通过针灸、推拿、艾灸、拔罐、刮痧等手段来刺激相应的经络穴位,以达到治疗疾病的目的。而取穴法则是腧穴学的关键,直接决定着临床疗效。本书以快速简便的取穴方法为核心,配有相关图示,可以让您快速、轻松、准确地找到穴位。本书共收录手太阴肺经穴、手阳明大肠经穴、足阳明胃经穴、足太阴脾经穴、手少阴心经穴、手太阳小肠经穴、足太阳膀胱经穴、足少阴肾经穴、手厥阴心包经穴、手少阳三焦经穴、足少阳胆经穴、足厥阴肝经穴、督脉腧穴、任脉腧穴、经外奇穴共408个,对每个穴位的精确定位、快速取法、功效、主治、按摩方法等要领都进行了详细的介绍,以便您查阅和使用。本书中介绍的每个穴位,不仅配有准确的骨骼定位图,还附有真人演示图,方便您一一对照,达到易学易用的目的。无论您是有专业基础的医学工作者,还是中医爱好者,相信本书对每个穴位的精细讲解,都能使您掌握其中的奥妙。

编　者

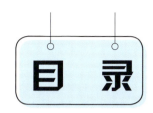

第一章 腧穴总论

第一节　分类和命名……… 2
第二节　主治特点和规律……… 4
第三节　特定穴……… 6
第四节　定位方法……… 8

第二章 手太阴肺经

中府……… 14
云门……… 14
天府……… 14
侠白……… 15
尺泽……… 15
孔最……… 16
列缺……… 16
经渠……… 16
太渊……… 17
鱼际……… 17
少商……… 18

第三章 手阳明大肠经

商阳……… 20
二间……… 20
三间……… 20
合谷……… 21
阳溪……… 21
偏历……… 22
温溜……… 22
下廉……… 22
上廉……… 23
手三里……… 23
曲池……… 24
肘髎……… 24
手五里……… 24

臂臑 …… 25	膺窗 …… 36
肩髃 …… 25	乳中 …… 36
巨骨 …… 26	乳根 …… 37
天鼎 …… 26	不容 …… 37
扶突 …… 27	承满 …… 38
口禾髎 …… 27	梁门 …… 38
迎香 …… 28	关门 …… 38
	太乙 …… 39
	滑肉门 …… 39

第四章 足阳明胃经

承泣 …… 30	天枢 …… 40
四白 …… 30	外陵 …… 40
巨髎 …… 31	大巨 …… 40
地仓 …… 31	水道 …… 41
大迎 …… 32	归来 …… 41
颊车 …… 32	气冲 …… 42
下关 …… 32	髀关 …… 42
头维 …… 33	伏兔 …… 42
人迎 …… 33	阴市 …… 43
水突 …… 34	梁丘 …… 43
气舍 …… 34	犊鼻 …… 44
缺盆 …… 34	足三里 …… 44
气户 …… 35	上巨虚 …… 44
库房 …… 35	条口 …… 45
屋翳 …… 36	下巨虚 …… 45
	丰隆 …… 46

解溪	46
冲阳	46
陷谷	47
内庭	47
厉兑	48

第五章 足太阴脾经

隐白	50
大都	50
太白	50
公孙	51
商丘	51
三阴交	52
漏谷	52
地机	52
阴陵泉	53
血海	53
箕门	54
冲门	54
府舍	54
腹结	55
大横	55
腹哀	56
食窦	56

天溪	56
胸乡	57
周荣	57
大包	58

第六章 手少阴心经

极泉	60
青灵	60
少海	61
灵道	61
通里	62
阴郄	62
神门	63
少府	63
少冲	64

第七章 手太阳小肠经

少泽	66
前谷	66
后溪	67
腕骨	67
阳谷	68

养老	68	玉枕	79
支正	68	天柱	80
小海	69	大杼	80
肩贞	69	风门	80
臑俞	70	肺俞	81
天宗	70	厥阴俞	81
秉风	70	心俞	82
曲垣	71	督俞	82
肩外俞	71	膈俞	82
肩中俞	72	肝俞	83
天窗	72	胆俞	83
天容	73	脾俞	84
颧髎	73	胃俞	84
听宫	74	三焦俞	84
		肾俞	85
		气海俞	85

第八章 足太阳膀胱经

		大肠俞	86
睛明	76	关元俞	86
攒竹	76	小肠俞	86
眉冲	77	膀胱俞	87
曲差	77	中膂俞	87
五处	78	白环俞	88
承光	78	上髎	88
通天	78	次髎	88
络却	79	中髎	89

下髎	89
会阳	90
承扶	90
殷门	90
浮郄	91
委阳	91
委中	92
附分	92
魄户	92
膏肓	93
神堂	93
譩譆	94
膈关	94
魂门	94
阳纲	95
意舍	95
胃仓	96
肓门	96
志室	96
胞肓	97
秩边	97
合阳	98
承筋	98
承山	98
飞扬	99
跗阳	99
昆仑	100
仆参	100
申脉	100
金门	101
京骨	101
束骨	102
足通谷	102
至阴	102

第九章 足少阴肾经

涌泉	104
然谷	104
太溪	105
大钟	105
水泉	106
照海	106
复溜	106
交信	107
筑宾	107
阴谷	108
横骨	108
大赫	108
气穴	109

四满	109
中注	110
肓俞	110
商曲	110
石关	111
阴都	111
腹通谷	112
幽门	112
步廊	112
神封	113
灵墟	113
神藏	113
彧中	114
俞府	114

第十章 手厥阴心包经

天池	116
天泉	116
曲泽	117
郄门	117
间使	118
内关	118
大陵	119
劳宫	119
中冲	120

第十一章 手少阳三焦经

关冲	122
液门	122
中渚	123
阳池	123
外关	124
支沟	124
会宗	124
三阳络	125
四渎	125
天井	126
清冷渊	126
消泺	126
臑会	127
肩髎	127
天髎	128
天牖	128
翳风	129
瘈脉	129
颅息	130
角孙	130
耳门	131

耳和髎 ……………………………… 131
丝竹空 ……………………………… 132

风池 ……………………………… 142
肩井 ……………………………… 142
渊腋 ……………………………… 142
辄筋 ……………………………… 143
日月 ……………………………… 143
京门 ……………………………… 144

第十二章 足少阳胆经

瞳子髎 ……………………………… 134
听会 ……………………………… 134
上关 ……………………………… 135
颔厌 ……………………………… 135
悬颅 ……………………………… 136
悬厘 ……………………………… 136
曲鬓 ……………………………… 136
率谷 ……………………………… 137
天冲 ……………………………… 137
浮白 ……………………………… 138
头窍阴 ……………………………… 138
完骨 ……………………………… 138
本神 ……………………………… 139
阳白 ……………………………… 139
头临泣 ……………………………… 140
目窗 ……………………………… 140
正营 ……………………………… 140
承灵 ……………………………… 141
脑空 ……………………………… 141

带脉 ……………………………… 144
五枢 ……………………………… 144
维道 ……………………………… 145
居髎 ……………………………… 145
环跳 ……………………………… 146
风市 ……………………………… 146
中渎 ……………………………… 146
膝阳关 ……………………………… 147
阳陵泉 ……………………………… 147
阳交 ……………………………… 148
外丘 ……………………………… 148
光明 ……………………………… 148
阳辅 ……………………………… 149
悬钟 ……………………………… 149
丘墟 ……………………………… 150
足临泣 ……………………………… 150
地五会 ……………………………… 151
侠溪 ……………………………… 151
足窍阴 ……………………………… 152

第十三章 足厥阴肝经

大敦 …………………………… 154
行间 …………………………… 154
太冲 …………………………… 154
中封 …………………………… 155
蠡沟 …………………………… 155
中都 …………………………… 156
膝关 …………………………… 156
曲泉 …………………………… 157
阴包 …………………………… 157
足五里 ………………………… 158
阴廉 …………………………… 158
急脉 …………………………… 159
章门 …………………………… 159
期门 …………………………… 160

第十四章 督脉

长强 …………………………… 162
腰俞 …………………………… 162
腰阳关 ………………………… 162
命门 …………………………… 163
悬枢 …………………………… 163
脊中 …………………………… 164
中枢 …………………………… 164
筋缩 …………………………… 164
至阳 …………………………… 165
灵台 …………………………… 165
神道 …………………………… 166
身柱 …………………………… 166
陶道 …………………………… 166
大椎 …………………………… 167
哑门 …………………………… 167
风府 …………………………… 168
脑户 …………………………… 168
强间 …………………………… 168
后顶 …………………………… 169
百会 …………………………… 169
前顶 …………………………… 170
囟会 …………………………… 170
上星 …………………………… 171
神庭 …………………………… 171
素髎 …………………………… 172
水沟 …………………………… 172
兑端 …………………………… 173
龈交 …………………………… 173
印堂 …………………………… 174

第十五章 任脉

会阴 …………………………… 176
曲骨 …………………………… 176
中极 …………………………… 176
关元 …………………………… 177
石门 …………………………… 177
气海 …………………………… 178
阴交 …………………………… 178
神阙 …………………………… 179
水分 …………………………… 179
下脘 …………………………… 180
建里 …………………………… 180
中脘 …………………………… 180
上脘 …………………………… 181
巨阙 …………………………… 181
鸠尾 …………………………… 182
中庭 …………………………… 182
膻中 …………………………… 182
玉堂 …………………………… 183
紫宫 …………………………… 183
华盖 …………………………… 184
璇玑 …………………………… 184
天突 …………………………… 185
廉泉 …………………………… 185
承浆 …………………………… 186

第十六章 奇穴

头颈部穴 …………………… 187
四神聪 ………………………… 187
当阳 …………………………… 188
鱼腰 …………………………… 188
太阳 …………………………… 188
耳尖 …………………………… 189
球后 …………………………… 189
上迎香 ………………………… 190
内迎香 ………………………… 190
聚泉 …………………………… 190
海泉 …………………………… 191
金津、玉液 …………………… 191
翳明 …………………………… 192
颈百劳 ………………………… 192
胸腹部穴 …………………… 193
子宫 …………………………… 193
背部穴 ……………………… 193
定喘 …………………………… 193
夹脊 …………………………… 194
胃脘下俞 ……………………… 194
痞根 …………………………… 194
下极俞 ………………………… 195
腰宜 …………………………… 195
腰眼 …………………………… 196

十七椎 …… 196	鹤顶 …… 202
腰奇 …… 196	百虫窝 …… 202
上肢部穴 **197**	内膝眼 …… 203
肘尖 …… 197	胆囊 …… 203
二白 …… 197	阑尾 …… 204
中泉 …… 198	内踝尖 …… 204
中魁 …… 198	外踝尖 …… 204
大骨空 …… 199	八风 …… 205
小骨空 …… 199	独阴 …… 205
腰痛点 …… 199	气端 …… 206
外劳宫 …… 200	
八邪 …… 200	
四缝 …… 201	
十宣 …… 201	**附录**
下肢部穴 **202**	十四经脉腧穴及经外奇穴索引（以笔画为序） …… 209
髋骨 …… 202	

第一章 腧穴总论

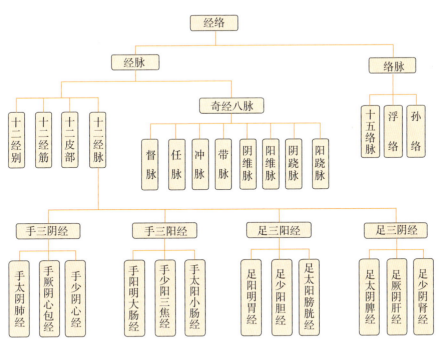

腧穴是人体脏腑经络之气输注于体表的特殊部位。腧，本写作"输"，或从简作"俞"，有转输、输注的含义，言经气转输之义；穴，即孔隙的意思，言经气所居之处。

腧穴在《内经》中又称作"节""会""气穴""气府""骨空"等；后世医家还将其称为"孔穴""穴道""穴位"；宋代的《铜人腧穴针灸图经》则通称"腧穴"。虽然"腧""输""俞"三者均指腧穴，但在具体应用时却各有所指。腧穴，是对穴位的统称；输穴，是对五输穴中的第三个穴位的专称；俞穴，专指特定穴中的背俞穴。

人体的腧穴既是疾病的反应点，又是针灸的施术部位。腧穴与经络、脏腑、气血密切相关。经穴均分别归属于各经脉，经脉又隶属于一定的脏腑，故腧穴、经脉、脏腑间形成了不可分割的联系。《灵枢·九针十二原》指出："五脏有疾也，应出十二原"，说明腧穴可以在一定程度上反映脏腑的病理状况。临床上，通过观察腧穴部位的形色变化、按压痛点、扪查阳性反应物等，可辅助诊断。《灵枢·九针十二原》载："欲以微针通其经脉，调其血气，营其逆顺出入之会"，说明针刺腧穴后，通过疏通经脉、调理气血，达到治疗疾病的目的。

第一节　分类和命名

一、腧穴的分类

人体的腧穴总体上可归纳为十四经穴、奇穴、阿是穴 3 类。

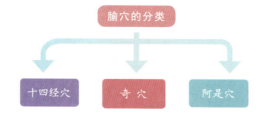

1. 十四经穴

是指具有固定的名称和位置，且归属于十四经脉系统的腧穴。这类腧穴具有治疗本经和相应脏腑病症的共同作用，所以，归属于十四经脉系统中。十四经穴简称"经穴"，是腧穴体系中的主体。

2. 奇穴

是指既有一定的名称，又有明确的位置，但尚未归入或不便归入十四经脉系统的腧穴。这类腧穴的主治范围比较单纯，多数对某些病症有特殊疗效，因而未归入十四经脉系统，故又称"经外奇穴"。历代对奇穴记载不一，也有一些奇穴在发展过程中被归入经穴。

3．阿是穴

是指既无固定名称，亦无固定位置，而是以压痛点或病变局部或其他反应点等作为针灸施术部位的一类腧穴，又称"天应穴""不定穴""压痛点"等。唐代孙思邈的《备急千金要方》载："有阿是之法，言人有病痛，即令捏（掐）其上，若里（果）当其处，不问孔穴，即得便快成（或）痛处，即云阿是，灸刺皆验，故曰阿是穴也。"阿是穴无一定数目。

二、腧穴的命名

腧穴的名称均有一定的含意，《千金翼方》指出："凡诸孔穴，名不徒设，皆有深意。"历代医家以腧穴所居部位和作用为基础，结合自然界现象和医学理论等，采用取类比象的方法对腧穴命名。了解腧穴命名的含意，有助于熟悉、记忆腧穴的部位和治疗作用。兹将腧穴命名择要分类说明如下：

1．根据所在部位命名

即根据腧穴所在的人体解剖部位而命名，如腕旁的腕骨，乳下的乳根，面部颧骨下的颧髎，第7颈椎棘突下的大椎等。

2．根据治疗作用命名

即根据腧穴对某种病症的特殊治疗作用命名，如治目疾的睛明、光明，治水肿的水分、水道，治面瘫的牵正。

3．利用天体地貌命名

即根据自然界的天体名称，如日、月、星、辰等；地貌名称，如山、陵、丘、墟、溪、谷、沟、泽、池、泉、海、渎等；结合腧穴所在部位的形态或气血流注的状况而命名，如日月、上星、太乙、承山、大陵、商丘、丘墟、太溪、合谷、水沟、曲泽、涌泉、小海、四渎等。

4．参照动植物命名

即根据动植物的名称，以形容腧穴所在部位的形象而命名，如伏兔、鱼际、犊鼻、鹤顶、攒竹、口禾髎等。

5．借助建筑物命名

即根据建筑物来形容某些腧穴所在部位的形态或作用特点而命名，如天井、印堂、巨阙、脑户、屋翳、膺窗、库房、地仓、气户、梁门等。

6. 结合中医学理论命名

即根据腧穴部位或治疗作用，结合阴阳、脏腑、经络、气血等中医学理论命名，如阴陵泉、阳陵泉、心俞、三阴交、三阳络、百会、气海、血海、神堂、魄户等。

第二节 主治特点和规律

一、腧穴的主治特点

腧穴的主治特点主要表现在3个方面，即近治作用、远治作用和特殊作用。

1. 近治作用

近治作用，是指腧穴具有治疗其所在部位局部及邻近组织、器官病症的作用。这是一切腧穴主治作用所具有的共同的和最基本的特点，是"腧穴所在，主治所在"规律的体现。如眼区周围的睛明、承泣、攒竹、瞳子髎等经穴均能治疗眼疾；胃脘部周围的中脘、建里、梁门等经穴均能治疗胃痛；膝关节周围的鹤顶、内膝眼等奇穴均能治疗膝关节疼痛；阿是穴均可治疗所在部位局部的病痛等。

2. 远治作用

远治作用，是指腧穴具有治疗其远隔部位的脏腑、组织器官病症的作用。腧穴不仅能治疗局部病症，而且还有远治作用。十四经穴，尤其是十二经脉中位于四肢肘膝关节以下的经穴，远治作用尤为突出，如合谷穴不仅能治疗手部的局部病症，还能治疗本经所过处的颈部和头面部病症，这是"经脉所过，主治所及"规律的反映。

3. 特殊作用

特殊作用，是指有些腧穴具有双向良性调整作用和相对特异的治疗作用。所谓双向良性调整作用，是指同一腧穴对机体不同的病理状态，可以起到两种相反而有效的治疗作用。如腹泻时针刺天枢穴可止泻，便秘时针刺天枢穴可以通便；内关可治心动过缓，又可治心动过速。又如实验证明，针刺足三里穴既可使原来处于弛缓状态或处于较低兴奋状态的胃运动加强，又可使原来处于紧张或收缩亢进状态的胃运动减弱。此外，腧穴的治疗作用还具有相对的特异性，如大椎穴退热、至阴穴矫正胎位、阑尾穴治疗阑尾炎等。

二、腧穴的主治规律

腧穴（主要指十四经穴）的主治呈现出一定的规律性，主要有分经主治和分部主治两大规律。大体上，四肢部经穴以分经主治为主，头身部经穴以分部主治为主。

1. 分经主治规律

分经主治，是指某一经脉所属的经穴均可治疗该经循行部位及其相应脏腑的病症。古代医家在论述针灸治疗时，往往只选取有关经脉而不列举具体穴名，即所谓"定经不定穴"。如《灵枢·杂病》记载："齿痛，不恶清饮，取足阳明；恶清饮，取手阳明。"实践表明，同一经脉的不同经穴，可以治疗本经相同病症。如手太阴肺经的尺泽、孔最、列缺、鱼际，均可治疗咳嗽、气喘等肺系疾患，说明腧穴有分经主治规律。根据腧穴的分经主治规律，后世医家在针灸治疗上有"宁失其穴，勿失其经"之说。

另外，手三阳、手三阴、足三阳、足三阴、任脉和督脉经穴既具有各自的分经主治规律，同时又在某些主治上有共同点。如任脉穴有回阳、固脱及强壮作用，督脉穴可治中风、昏迷、热病、头面病，且两经腧穴均可治疗神志病、脏腑病、妇科病。总之，十四经腧穴的分经主治既各具特点，又具有某些共性。

2. 分部主治规律

分部主治，是指处于身体某一部位的腧穴均可治疗该部位及某类病症。腧穴的分部主治与腧穴的位置特点关系密切，如位于头面、颈项部的腧穴，以治疗头面五官及颈项部病症为主；后头区及项区穴又可治疗神志病；躯干部腧穴均可治疗相应、邻近脏腑疾病等。

第三节　特定穴

十四经穴中，有一部分腧穴被称为"特定穴"，它们除具有经穴的共同主治特点外，还有特殊的性能和治疗作用。特定穴是针灸临床最常用的经穴。掌握特定穴的有关知识，对针灸临床选穴具有重要的指导意义。十四经穴中具有特殊性能和治疗作用并有特定称号的腧穴，称为特定穴。根据其不同的分布特点、含义和治疗作用，将特定穴分为五输穴、原穴、络穴、郄穴、背俞穴、募穴、下合穴、八会穴、八脉交会穴和交会穴 10 类。

一、五输穴

十二经脉分布在肘、膝关节以下的 5 个特定腧穴，即井、荥、输、经、合穴，称五输穴，简称"五输"。古人把经气在经脉中的运行比作自然界之水流，认为具有由小到大、由浅入深的特点。五输穴从四肢末端向肘膝方向依次排列。"井"，意为谷井，喻山谷之泉，是水之源头；井穴分布在指或趾末端，为经气初出之处。"荥"，意为小水，喻刚出的泉水微流；荥穴分布于掌指或跖趾关节之前，为经气开始流动之处。"输"，有输注之意，喻水流由小到大，由浅渐深；输穴分布于掌指或跖趾关节之后，其经气渐盛。"经"，意为水流宽大通畅；经穴多位于腕、踝关节以上之前臂、胫部，其经气盛大流行。"合"，有汇合之意，喻江河之水汇合入海；合穴位于肘膝关节附近，其经气充盛且入合于脏腑。《灵枢·九针十二原》指出："所出为井，所溜为荥，所注为输，所行为经，所入为合"，是对五输穴经气流注特点的概括。五输穴与五行相配，故又有"五行输"之称。

二、原穴、络穴

脏腑原气输注、经过和留止于十二经脉四肢部的腧穴，称为原穴，又称"十二原"。"原"含本原、原气之意，是人体生命活动的原动力，为十二经脉维持正常生理功能之根本。十二原穴多分布于腕踝关节附近。阴经上的原穴与五输穴中的输穴同穴名、同部位，实为一穴，即所谓"阴经以输为原""阴经之输并于原"。阳经上的原穴位于五输穴中的输穴之后，即另置一原。

十五络脉从经脉分出处各有 1 个腧穴，称之为络穴，又称"十五络穴"。"络"，有联络、散布之意。十二经脉的络穴位于四肢肘膝关节以下；任脉络穴鸠尾位于上腹部；督脉络穴长强位于尾骶部；脾之大络大包穴位于胸胁部。

三、郄穴

十二经脉和奇经八脉中的阴维、阳维、阴跷、阳跷脉之经气深聚的部位，称为"郄穴"。"郄"有空隙之意。郄穴共有 16 个，除胃经的梁丘穴之外，都分布于四肢肘膝关节以下。

四、背俞穴、募穴

脏腑之气输注于背腰部的腧穴，称为背俞穴，又称为俞穴。"俞"，有输注、转输之意。五脏六腑各有一背俞穴。背俞穴均位于背腰部足太阳膀胱经第 1 侧线上，大体依脏腑位置的高低而上下排列，并分别冠以脏腑之名。

脏腑之气汇聚于胸腹部的腧穴，称为募穴，又称为腹募穴。"募"，有聚集、汇合之意。五脏六腑各有一募穴。募穴均位于胸腹部有关经脉上，其位置与其相关脏腑所处部位相近。

五、下合穴

六腑之气下合于下肢足三阳经的腧穴，称为下合穴，又称"六腑下合穴"。下合穴共有 6 个，其中胃、胆、膀胱的下合穴位于本经，与本经五输穴中的合穴同名同位；大肠、小肠的下合穴都位于胃经，三焦的下合穴位于膀胱经。

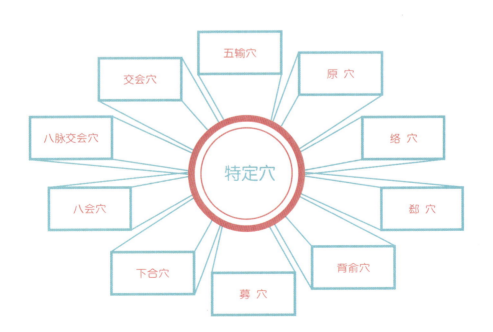

六、八会穴

脏、腑、气、血、筋、脉、骨、髓等精气会聚的8个腧穴，称为八会穴。八会穴分散在躯干部和四肢部，其中脏、腑、气、血、骨之会穴位于躯干部；筋、脉、髓之会穴位于四肢部。

七、八脉交会穴

奇经八脉与十二经脉之气相通的8个腧穴，称为八脉交会穴，又称"交经八穴"。八脉交会穴均位于腕踝部的上下。

八、交会穴

两经或数经相交会的腧穴，称为交会穴。交会穴多分布于头面、躯干部。

第四节 定位方法

取穴是否准确，直接影响针灸的疗效。因此，针灸治疗强调准确取穴。《灵枢·邪气脏腑病形》指出："刺此者，必中气穴，无中肉节。"《备急千金要方》亦载："灸时孔穴不正，无益于事，徒破好肉耳。"为了准确取穴，必须掌握好腧穴的定位方法。

腧穴定位的描述采用标准解剖学体位，即：身体直立，两眼平视前方，两足并拢，足尖向前，上肢下垂于躯干两侧，掌心向前。

常用的腧穴定位方法有以下4种：

一、体表解剖标志定位法

常用定穴解剖标志的体表定位方法如下：

第2肋：平胸骨角水平，锁骨下可触及的肋骨即第2肋。

第4肋间隙：男性乳头平第4肋间隙。

第7颈椎棘突：颈后隆起最高且能随头旋转而转动者为第7颈椎棘突。

第2胸椎棘突：直立，两手下垂时，两肩胛骨上角连线与后正中线的交点。

第3胸椎棘突：直立，两手下垂时，两肩胛冈内侧端连线与后正中线的交点。

第 7 胸椎棘突：直立，两手下垂时，两肩胛骨下角的水平线与后正中线的交点。

第 12 胸椎棘突：直立，两手下垂时，横平两肩胛骨下角与两髂嵴最高点连线的中点。

第 4 腰椎棘突：两髂嵴最高点连线与后正中线的交点。

第 2 骶椎：两髂后上棘连线与后正中线的交点。

骶管裂孔：取尾骨上方左右的骶角，与两骶角平齐的后正中线上。

肘横纹：与肱骨内上髁、外上髁连线相平。

腕掌侧远端横纹：在腕掌部，与豌豆骨上缘、桡骨茎突尖下连线相平。

腕背侧远端横纹：在腕背部，与豌豆骨上缘、桡骨茎突尖下连线相平。

体表解剖标志定位法，是以人体解剖学的各种体表标志为依据来确定腧穴定位的方法。体表解剖标志，可分为固定标志和活动标志两种。

1. 固定标志

指在人体自然姿势下可见的标志，包括由骨节和肌肉所形成的突起或凹陷、五官轮廓、发际、指（趾）甲、乳头、肚脐等。借助固定标志来定位取穴是常用的方法，如鼻尖取素髎、两眉中间取印堂、两乳中间取膻中、脐中旁 2 寸取天枢、腓骨小头前下方凹陷处取阳陵泉等。

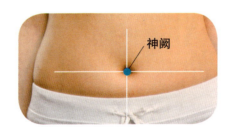

2. 活动标志

指在人体活动姿势下出现的标志，包括各部位的关节、肌肉、肌腱、皮肤随着活动而出现的空隙、凹陷、皱纹、尖端等。例如：微张口，耳屏正中前缘凹陷中取听宫，闭口取下关；屈肘取曲池，展臂取肩髃；拇指上翘取阳溪，掌心向胸取养老等。

二、骨度折量定位法

骨度折量定位法，是指以体表骨节为主要标志折量全身各部的长度和宽度，定出分寸，用于腧穴定位的方法。即以《灵枢·骨度》规定的人体各部的分寸为基础，结合后世医家创用的折量分寸（将设定的两骨节点之间的长度折量为一定的等分，每1等分为1寸，10等分为1尺），作为定穴的依据。全身主要骨度折量寸见下表：

分部	起止点	常用骨度	度量法	说明
头部	前发际至后发际	12寸	直寸	如前后发际不明，从眉心量至大椎穴作18寸，眉心至前发际3寸，大椎穴至后发际3寸。
	耳后两完骨（乳突）之间	9寸	横寸	用于量头部的横寸
胸腹部	天突至歧骨（胸剑联合）	9寸	直寸	胸部与肋部取穴直寸，一般根据肋骨计算，每一肋骨折作1寸6分（天突至璇玑可作1寸，璇玑至中庭，各穴间可作1寸6分计算）
	歧骨至脐中	8寸		
	脐中至横骨上廉（耻骨联合上缘）	5寸		
	两乳头之间	8寸	横寸	胸腹部取穴的横寸，可根据两乳头之间的距离折量。女性可用左右缺盆穴之间的宽度来代替两乳头之间的横寸。
背腰部	大椎以下至尾骶	21椎	直寸	背部腧穴根据脊椎定穴。一般临床取穴，肩胛骨下角相当第7（胸）椎，髂嵴相当第16椎（第4腰椎棘突）
	两肩胛骨脊柱缘之间	6寸	横寸	
上肢部	腋前纹头（腋前皱襞）至肘横纹	9寸	直寸	用于手三阴、手三阳经的骨度分寸
	肘横纹至腕横纹	12寸		
侧胸部	腋以下至季肋	12寸	直寸	"季肋"指第11肋端下方
侧腹部	季肋以下至髀枢	9寸	直寸	"髀枢"指股骨大转子高点

分部	起止点	常用骨度	度量法	说明
下肢部	横骨上廉至内辅骨上廉（股骨内髁上缘）	18寸	直寸	用于足三阴经的骨度分寸
	内辅骨下廉（胫骨内髁下缘）至内踝高点	13寸		
	髀枢至膝中	19寸	直寸	用于足三阴经的骨度分寸
	臀横纹至膝中	14寸		
	膝中至外踝高点	16寸		
	外踝高点至足底	3寸		

三、指寸定位法

指寸定位法，又称手指同身寸定位法，是指依据被取穴者本人手指所规定的分寸以量取腧穴的方法。此法主要用于下肢部。在具体取穴时，医者应当在骨度折量定位法的基础上，参照被取穴者自身的手指进行比量，并结合一些简便的活动标志取穴方法，以确定腧穴的标准定位。

1. 中指同身寸

以被取穴者的中指中节桡侧两端纹头（拇指、中指屈曲成环形）之间的距离作为1寸。

2. 拇指同身寸

以被取穴者拇指的指间关节的宽度作为1寸。

3. 横指同身寸

被取穴者手四指并拢，以其中指中节横纹为准，其四指的宽度作为3寸。四指相并名曰"一夫"，用横指同身寸法量取腧穴，又名"一夫法"。

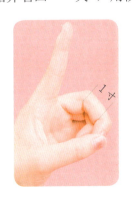
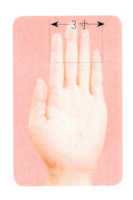
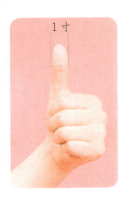

四、简便定位法

简便定位法,是临床中一种简便易行的腧穴定位方法。如立正姿势,手臂自然下垂,其中指端在下肢所触及处为风市;两手虎口自然平直交叉,一手食指压在另一手腕后高骨的上方,其食指尽端到达处取列缺等。此法是一种辅助取穴方法。

第二章

手太阴肺经

手太阴肺经,起于中焦,向下联络大肠,再返回沿胃上口,穿过横膈,入属于肺。从肺系(气管喉咙部)向外横行至腋窝下,沿上臂内侧下行,循行于手少阴与手厥阴经之前,下至肘中,沿着前臂内侧桡骨尺侧缘下行,经寸口动脉搏动处,行至大鱼际,再沿大鱼际桡侧缘循行直达拇指末端。其支脉,从手腕后分出,沿着食指桡侧直达食指末端。

【经脉病候】

咳嗽,气喘,少气不足以息,咯血,伤风,胸部胀满,咽喉肿痛,缺盆部和手臂内侧前缘痛,肩背部寒冷、疼痛等病症。

【主治概要】

1. 肺系病症:咳嗽,气喘,咽喉肿痛,咯血,胸痛等。
2. 经脉循行部位的其他病症:肩背痛,肘臂挛痛,手腕痛等。

经穴歌诀

手太阴肺十一穴,中府云门天府列,
次则侠白下尺泽,又次孔最与列缺,
经渠太渊下鱼际,抵指少商如韭叶。

中府（Zhōngfǔ，LU1）

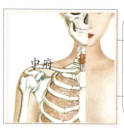

●精准定位
在胸部，横平第1肋间隙，锁骨下窝外侧，前正中线旁开6寸。

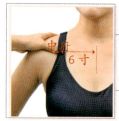

●简便取穴
两手叉腰正立，锁骨外侧端下缘有三角窝，由此窝正中垂直向下平第1肋间隙处即是此穴。

【功效】肃降肺气，和胃利水，止咳平喘，清泻肺热，健脾补气。

【主治】①咳嗽，气喘，胸满痛；②肩背痛。

【按摩】每天顺时针按揉本穴，再逆时针揉按本穴各1～3分钟。每天坚持按摩，可以预防胸闷、气喘、肩背痛。

云门（Yúnmén，LU2）

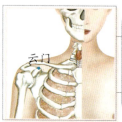

●精准定位
在胸部，锁骨下窝凹陷中，肩胛骨喙突内缘，前正中线旁开6寸。

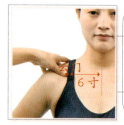

●简便取穴
在胸前壁外上方，肩胛骨喙突上方，前正中线旁开6寸，锁骨下窝凹陷处。

【功效】宣肺止咳，化痰散结，泄四肢热邪。

【主治】①咳嗽，气喘，胸痛；②肩背痛。

【按摩】每天早晚用中指指腹点揉云门1～3分钟，进行日常保健，可以预防咳嗽痰多症状。

天府（Tiānfǔ，LU3）

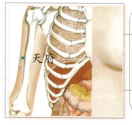

●精准定位
在臂前区，腋前纹头下3寸，肱二头肌桡侧缘处。

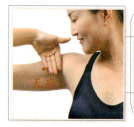

●简便取穴
坐位，臂向前平举，俯头，鼻尖接触上臂内侧是此穴。

【功效】宣肺止咳，镇惊止血，疏经活络。

【主治】①咳嗽，气喘，鼻衄；②瘿气；③上臂痛。

【按摩】用中指指腹揉按天府穴，每次左右各按1～3分钟，能够预防鼻塞、鼻炎等。

侠白 （Xiábái，LU4）

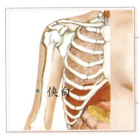

● 精准定位
在臂前区，腋前纹头下4寸，肱二头肌桡侧缘处。

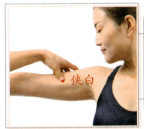

● 简便取穴
先找到天府穴，向下1横指处即是。

【功效】宣肺理气，宽胸和胃。

【主治】①咳嗽，气喘；②心痛，干呕；③上臂痛。

【按摩】经常用中指指腹揉按侠白，每次左右各按1～3分钟，能补益肺气，预防因肺气不足造成的心跳过速、恐惧。

尺泽 （Chǐzé，LU5）

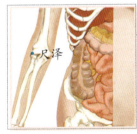

● 精准定位
在肘区，肘横纹上，肱二头肌腱桡侧缘凹陷中。

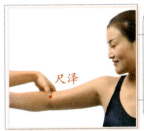

● 简便取穴
正坐，仰掌并微曲肘，肱二头肌桡侧凹陷处。

【功效】清宣肺气，泻火降逆。

【主治】①咳嗽，气喘，咯血，咽喉肿痛；②肘臂挛痛；③急性吐泻，中暑，小儿惊风。

【按摩】按摩者一手托着被按摩者的手臂，另一手拇指按顺时针方向按揉尺泽穴约2分钟，然后按逆时针方向按揉约2分钟，左右手交替进行，以局部出现酸、麻、胀感为佳。

孔最 (Kǒngzuì, LU6)

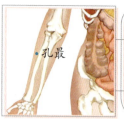
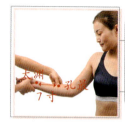

● 精准定位
在前臂前区，腕掌侧远端横纹上7寸，尺泽与太渊连线上。

● 简便取穴
伸臂仰掌，于尺泽与太渊的连线上，距太渊穴7寸处取穴。

【功效】清热、发表、利咽，凉血止血。

【主治】①咯血，咳嗽，气喘，咽喉肿痛；②肘臂挛痛。

【按摩】每天用拇指指腹按压孔最1～3分钟，可以预防因长时间蹲坐而造成的痔疮，也可以调理肺气、清热止血。

列缺 (Lièquē, LU7)

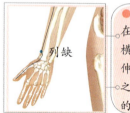
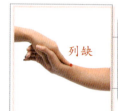

● 精准定位
在前臂，腕掌侧远端横纹上1.5寸，拇短伸肌腱和拇长展肌腱之间，拇长展肌腱沟的凹陷中。

● 简便取穴
两手虎口自然平直交叉，一手食指按在另一手桡骨茎突上，指尖下凹陷中是穴。

【功效】宣肺解表，通经活络，通调任脉。

【主治】①咳嗽，气喘，咽喉肿痛；②偏正头痛，齿痛，项强痛，口眼㖞斜；③手腕痛。

【按摩】每天坚持用食指指腹揉按列缺，每次1～3分钟，对于三叉神经痛、健忘、惊悸等病症，可以起到显著的保健调理效果。

经渠 (Jīngqú, LU8)

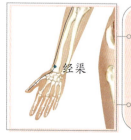
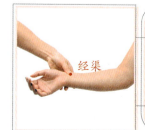

● 精准定位
在前臂前区，腕掌侧远端横纹上1寸，桡骨茎突与桡动脉之间。

● 简便取穴
仰掌，在腕横纹上1寸，当桡骨茎突内侧与桡动脉之凹陷处取穴。

【功效】宣肺理气，清肺降逆，疏风解表。

【主治】①咳嗽，气喘，胸痛，咽喉肿痛；②手腕痛。

【按摩】在气不太顺或者气接不上来时，可用中指指腹揉经渠穴4～5分钟，有降逆平喘的作用，能使呼吸轻松顺畅。

太渊（Tàiyuān，LU9）

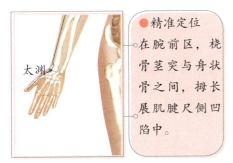

● 精准定位 在腕前区，桡骨茎突与舟状骨之间，拇长展肌腱尺侧凹陷中。

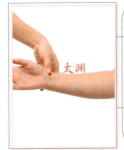

● 简便取穴 在腕掌侧横纹桡侧，桡动脉搏动处。或仰掌，当掌后第一横纹上，用手摸有脉搏跳动处的桡侧凹陷处即是。

【功效】补肺益气，止咳化痰，通经复脉。

【主治】①咳嗽，气喘；②无脉症；③腕臂痛。

【按摩】经常用拇指及甲尖掐按太渊穴，每次1～3分钟，可以补肺气，促进血液循环，还可保健心脑血管，预防心肺疾患。

鱼际（Yújì，LU10）

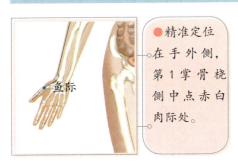

● 精准定位 在手外侧，第1掌骨桡侧中点赤白肉际处。

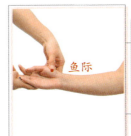

● 简便取穴 取侧掌，微握掌，腕关节稍向下屈，于第1掌骨中点赤白肉际处即是。

【功效】清宣肺气，清热利咽。

【主治】①咳嗽，咯血，咽干，咽喉肿痛；②掌中热；③小儿疳积。

【按摩】日常用两手对搓，或用另一只手的拇指按压鱼际穴，感觉酸痛时，再稍稍坚持一会儿，能增强肺功能，改善容易感冒者的体质状况，提高其抵御外邪的能力，有益身体健康。

少商 (Shàoshāng, LU11)

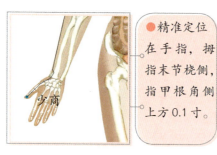

● 精准定位 在手指,拇指末节桡侧,指甲根角侧上方0.1寸。

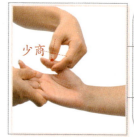

● 简便取穴 侧掌,微握掌,拇指上翘,手拇指爪甲桡侧缘和基底部各作一线,相交处取穴。

【功效】清肺利咽,开窍醒神。

【主治】①咽喉肿痛,鼻衄,高热,昏迷;②癫狂。

【按摩】经常用拇指尖轻轻掐揉少商穴,对防治慢性咽炎非常有效,还可以预防感冒;注意掐按时力度不宜过大,以免受伤。

第三章

手阳明大肠经

手阳明大肠经，起于食指之尖端，沿食指桡侧，经过第1、2掌骨之间，上行至腕后两筋之中，沿前臂外侧前缘，至肘部外侧，再沿上臂外侧前缘上行到肩部，经肩峰前，向上循行至背部，与诸阳经交会于大椎穴，再向前行进入缺盆，络于肺，下行穿过横膈，属于大肠。其支脉，从缺盆部上行至颈部，经面颊进入下齿之中，又返回经口角到上口唇，交会于人中（水沟穴），左脉右行，右脉左行，止于对侧鼻孔旁。

【经脉病候】

腹痛，肠鸣，泄泻，便秘，痢疾，咽喉肿痛，齿病，鼻流清涕或出血，本经循行部位疼痛，热肿或寒冷等。

【主治概要】

1. 头面五官病：齿痛，咽喉肿痛，鼻衄，口眼㖞斜，耳聋等。
2. 热病、神志病：热病昏迷，眩晕，癫狂等。
3. 肠胃病：腹胀，腹痛，肠鸣，泄泻等。
4. 经脉循行部位的其他病症：手臂酸痛，半身不遂，手臂麻木等。

经穴歌诀

手阳明穴起商阳，二间三间合谷藏，
阳溪偏历历温溜，下廉上廉三里长，
曲池肘髎迎五里，臂臑肩髃巨骨起，
天鼎扶突接禾髎，终以迎香二十止。

商阳（Shāngyáng，LI1）

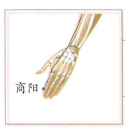
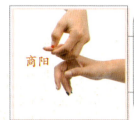

● 精准定位 在手指，食指末节桡侧，指甲根角侧上方0.1寸（指寸）。

● 简便取穴 微握掌，食指前伸，手食指爪甲桡侧与基底部各作一线，相交处是穴。

【功效】清泄阳明，宣肺利咽，开窍醒神。

【主治】①齿痛，咽喉肿痛；②热病，昏迷。

【按摩】经常用拇指尖掐一掐商阳穴，能旺盛大肠经的气血，调节消化道功能，加快人体新陈代谢，对身体有强壮补益的作用。

二间（Erjiān，LI2）

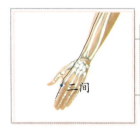
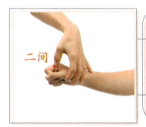

● 精准定位 在手指，第2掌指关节桡侧远端赤白肉际处。

● 简便取穴 微握拳，在手食指本节（第2掌指关节）前，桡侧凹陷处。

【功效】清泄阳明，消肿止痛。

【主治】①鼻衄，齿痛；②热病。

【按摩】经常用拇指指腹揉按二间穴数次，每次1～3分钟，有治疗和预防肠道消化功能紊乱的作用。

三间（Sānjiān，LI3）

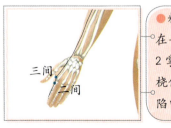
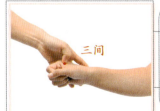

● 精准定位 在手背，第2掌指关节桡侧近端凹陷中。

● 简便取穴 微握拳，在食指桡侧，第2掌指关节后凹陷处。

【功效】清泄阳明，通调腑气，通经活络。

【主治】①齿痛，咽喉肿痛；②腹胀，肠鸣；③嗜睡。

【按摩】经常用拇指指腹揉按三间穴，每次1～3分钟，可调和脾胃，改善消化不良等症有帮助。

合谷 (Hégǔ, LI4)

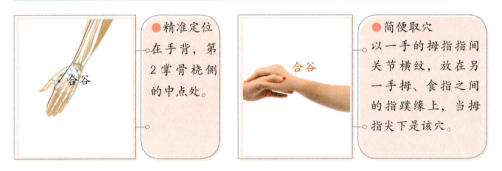

● 精准定位
在手背，第2掌骨桡侧的中点处。

● 简便取穴
以一手的拇指指间关节横纹，放在另一手拇、食指之间的指蹼缘上，当拇指尖下是该穴。

【功效】镇静止痛，通经活经，清热解表。

【主治】①头痛，目赤肿痛，齿痛，鼻衄，口眼㖞斜，耳聋；②发热恶寒；③热病无汗或多汗；④经闭、滞产。

【按摩】常用拇指指腹垂直按压此穴，每次1～3分钟，有强健脾胃的作用。

阳溪 (Yángxī, LI5)

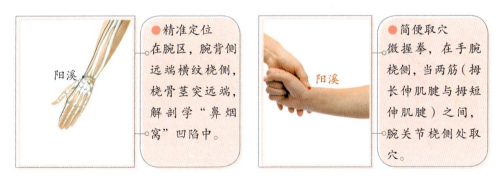

● 精准定位
在腕区，腕背侧远端横纹桡侧，桡骨茎突远端，解剖学"鼻烟窝"凹陷中。

● 简便取穴
微握拳，在手腕桡侧，当两筋（拇长伸肌腱与拇短伸肌腱）之间，腕关节桡侧处取穴。

【功效】清泄阳明，通经安神，舒筋利节。

【主治】①头痛，目赤肿痛，耳聋；②手腕痛。

【按摩】经常用拇指尖垂直掐按此穴，每次1～3分钟。

偏历 (Piānlì, LI6)

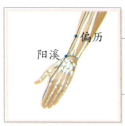 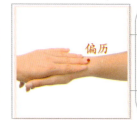

● 精准定位 在前臂，腕背侧远端横纹上3寸，阳溪与曲池连线上。

● 简便取穴 两手虎口垂直交叉，当中指端落于前臂背面，所指处有一凹陷，即为此穴。

【功效】清泄阳明，通调水道。

【主治】①耳鸣，鼻衄；②手臂酸痛；③腹部胀满；④水肿。

【按摩】经常用拇指指腹揉按偏历穴数次，每次1～3分钟，可以预防面部神经麻痹和脑中风。

温溜 (Wēnliū, LI7)

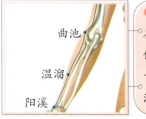 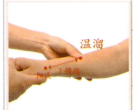

● 精准定位 在前臂，腕背侧远端横纹上5寸，阳溪与曲池连线上。

● 简便取穴 先确定阳溪穴的位置，向上量取7横指处即是。

【功效】清泄阳明，消肿止痛，安神通腑。

【主治】①急性肠鸣，腹痛等肠腑病症；②疔疮；③头痛，面肿，咽喉肿痛等头面病症；④肩背酸痛。

【按摩】温溜穴有驱寒的作用，所以经常手凉、手心爱出冷汗的人可以多揉此穴。

下廉 (Xiàlián, LI8)

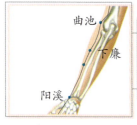 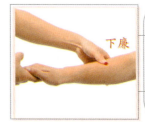

● 精准定位 在前臂，肘横纹下4寸，阳溪与曲池连线上。

● 简便取穴 在前臂背面桡侧，当阳溪与曲池连线上，肘横纹下4寸处。

【功效】疏经通络，清肠利腑。

【主治】①肘臂痛；②头痛，眩晕，目痛；③腹胀，腹痛。

【按摩】将食指与中指并拢，以指腹垂直按压此穴，左右臂各1～3分钟，可缓解网球肘、肘关节炎、肘臂痛等病症。

上廉 (Shànglián, LI9)

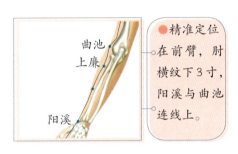

● 精准定位 在前臂，肘横纹下3寸，阳溪与曲池连线上。

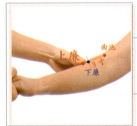

● 简便取穴 屈肘侧掌，在前臂背面桡侧，阳溪穴与曲池穴的连线上，曲池穴下4横指处取穴。

【功效】疏经通络，清肠利腑。

【主治】①肘臂痛，半身不遂，手臂麻木；②头痛；③肠鸣，腹痛。

【按摩】经常配合按摩上廉、下廉穴，每次1～3分钟，可缓解上肢疼痛。

手三里 (Shǒusānlǐ, LI10)

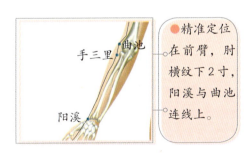

● 精准定位 在前臂，肘横纹下2寸，阳溪与曲池连线上。

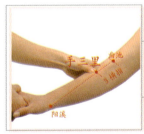

● 简便取穴 在前臂背面桡侧，在阳溪与曲池穴连线上，肘横纹下3横指处。

【功效】通经活络，清热明目，调理肠胃。

【主治】①手臂无力，上肢不遂；②腹痛，腹泻；③齿痛，颊肿。

【按摩】手三里可以治疗腰膝痛，尤其是慢性腰肌劳损，经常揉手三里穴可缓解。

曲池 (Qūchí，LI11)

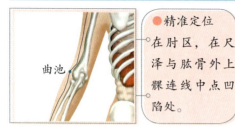
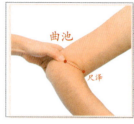

●精准定位 在肘区，在尺泽与肱骨外上髁连线中点凹陷处。

●简便取穴 屈肘成直角，于尺泽与肱骨外上髁连线的中点处取穴。

【功效】解表热，清热毒。

【主治】①手臂痹痛，上肢不遂；②热病；③眩晕；④腹痛，吐泻；⑤咽喉肿痛，齿痛，目赤肿痛；⑥瘾疹，湿疹，瘰疬；⑦癫狂。

【按摩】用中指和食指圈状按摩此穴，在收紧肌肉的同时，可美化臂部皮肤，改善干燥粗糙的皮肤状况。

肘髎 (Zhǒuliáo，LI12)

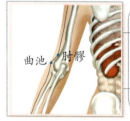
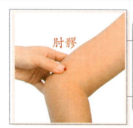

●精准定位 在肘区，肱骨外上髁上缘，髁上嵴的前缘。

●简便取穴 屈肘，在曲池穴上方，肱骨边缘处，从曲池向外斜上1拇指宽，当肱三头肌的外缘处取穴。

【功效】通经活络，舒筋利节。

【主治】肘臂部疼痛，麻木，挛急。

【按摩】每天早晚用拇指指腹按揉肘髎穴，每次1～3分钟，长期坚持，可预防肩周炎。

手五里 (Shǒuwǔlǐ，LI13)

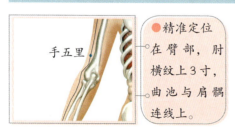
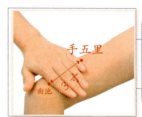

●精准定位 在臂部，肘横纹上3寸，曲池与肩髃连线上。

●简便取穴 屈肘时，在臂外侧，当曲池与肩髃连线上，曲池上3寸处取穴。

【功效】疏筋利节，调和气血。

【主治】①肘臂挛痛；②瘰疬。

【按摩】用拇指指腹按揉手五里，每次1～3分钟，能改善颈、肩、手臂的血液循环，缓解上肢的不适感。

臂臑（Bìnào，LI14）

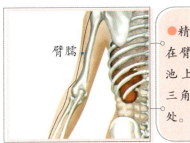

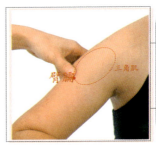

●精准定位 在臂部，曲池上7寸，三角肌前缘处。

●简便取穴 垂臂屈肘时，在肱骨外侧三角肌下端。

【功效】清热明目，通经活络，理气消痰。

【主治】①肩臂疼痛不遂，颈项拘挛；②瘰疬；③目疾。

【按摩】用食指和中指共同画圈状按压此穴位。

肩髃（Jiānyú，LI15）

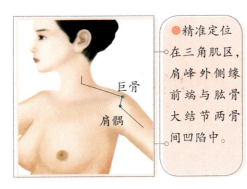

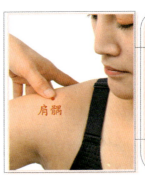

●精准定位 在三角肌区，肩峰外侧缘前端与肱骨大结节两骨间凹陷中。

●简便取穴 屈臂外展，肩峰外侧缘呈现前后两个凹陷，前下方的凹陷处即是本穴。

【功效】通经活络，疏散风热。

【主治】①肩臂挛痛，上肢不遂；②瘾疹。

【按摩】平时多用手掌大鱼际处搓揉或者用中指指腹点揉肩髃穴，可预防肩关节炎。

巨骨 (Jùgǔ, LI16)

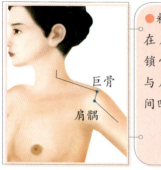

● 精准定位
在肩胛区，锁骨肩峰端与肩胛冈之间凹陷中。

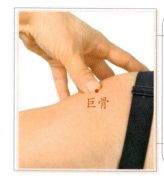

● 简便取穴
正坐垂肩，在肩锁关节后缘，当锁骨与肩胛冈形成的叉骨间取穴。

【功效】通经理气，化痰散结。

【主治】①肩臂挛痛，臂不举；②瘰疬，瘿气。

【按摩】经常用中指指腹按摩巨骨穴，每次1～3分钟，能缓解咽喉肿痛，预防听力减退。

天鼎 (Tiāndǐng, LI17)

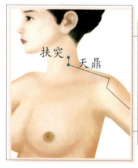

● 精准定位
在颈部，横平环状软骨，胸锁乳突肌后缘。

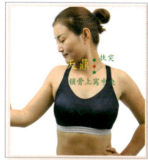

● 简便取穴
先找到扶突穴，再找到锁骨上窝中央，两者连线中点处即是。

【功效】理气化痰，清咽利膈。

【主治】①暴喑气哽，咽喉肿痛，吞咽困难；②瘰疬，瘿气。

【按摩】用力按压天鼎穴50次，可缓解扁桃体红肿所造成的疼痛及喉咙阻塞等症状。

扶突 (Fútū, LI18)

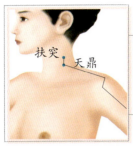

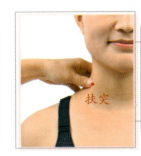

● 精准定位 在胸锁乳突肌区，横平喉结，胸锁乳突肌前、后缘中间。

● 简便取穴 头微侧，手指置于平喉结的胸锁突肌肌腹中点，按压有酸胀感处即是。

【功效】清咽消肿，理气降逆。

【主治】①咽喉肿痛，暴喑，吞咽困难，呃逆；②瘿气，瘰疬；③咳嗽，气喘；④颈部手术针麻用穴。

【按摩】用食指和中指并拢，以指腹按压扶突穴，每次左右各按压3分钟，可以缓解咳嗽、气喘。

口禾髎 (Kǒuhéliáo, LI19)

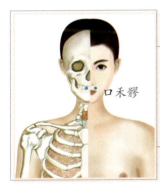

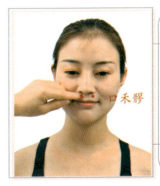

● 精准定位 在面部，横平人中沟上1/3与下2/3交点，鼻孔外缘直下。

● 简便取穴 鼻孔外缘直下，平鼻唇沟上1/3处即是。

【功效】疏风清热，通鼻利窍。

【主治】①鼻塞，鼽衄；②口喎，口噤。

【按摩】经常用食指指腹点按口禾髎，每次1～3分钟，对鼻部有良好的保健作用。

迎香 (Yíngxiāng, LI20)

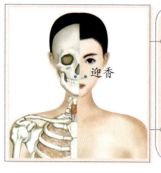

● 精准定位
在面部,鼻翼外缘中点旁,鼻唇沟中。

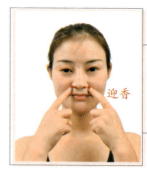

● 简便取穴
双手食指中指并拢,中指指尖分别贴鼻翼两侧,食指指尖处即是。

【功效】疏散风热,通利鼻窍。

【主治】①鼻塞,衄血;②口㖞,面痒;③胆道蛔虫症。

【按摩】经常用食指指腹垂直按压迎香穴,每次1~3分钟,能使鼻子保持舒畅,还可预防肺病。

第四章

足阳明胃经

　　足阳明胃经，起于鼻旁，上行鼻根，与足太阳经脉相汇合，再沿鼻的外侧下行，入上齿龈中，返回环绕口唇，入下唇交会于承浆穴；再向后沿下颌下缘，至大迎穴处，再沿下颌角至颊车穴，上行到耳前，过足少阳经的上关穴处，沿发际至额颅部。其支脉，从大迎前下走人迎穴，沿喉咙入缺盆，下横膈，入属于胃，联络于脾。其直行的经脉，从缺盆沿乳房内侧下行，经脐旁到下腹部的气冲部；一支脉从胃口分出，沿腹内下行，至气冲部与直行经脉相汇合。由此经髀关、伏兔穴下行，至膝关节中。再沿胫骨外侧前缘下行，经足背到第2足趾外侧端（厉兑穴）；一支脉从膝下3寸处分出，下行到中趾外侧端；一支脉从足背分出，沿足大趾内侧直行到末端。

【经脉病候】

　　肠鸣，腹胀，水肿，胃痛，呕吐，消谷善饥，口渴，咽喉肿痛，鼻衄，热病，发狂，胸及膝髌等本经循行部位疼痛等病症。

【主治概要】

　　1. 胃肠病症：食欲不振，胃痛，呕吐，噎膈，腹胀，泄泻，痢疾，便秘等。

2. 头面五官病症：目赤痛痒，目翳，眼睑眲动。
3. 神志病：癫狂。
4. 经脉循行部位的其他病症：下肢痿痹，转筋。

经穴歌诀

四十五穴足阳明，承泣四白巨髎经，地仓大迎下颊车，下关头维对人迎，
水突气舍连缺盆，气户库房屋翳寻，膺窗乳中下乳根，不容承满出梁门，
关门太乙滑肉起，天枢外陵大巨里，水道归来达气冲，髀关伏兔走阴市，
梁丘犊鼻足三里，上巨虚连条口底，下巨虚下有丰隆，解溪冲阳陷谷同，
内庭厉兑阳明穴，大趾次趾之端终。

承泣 (Chéngqì, ST1)

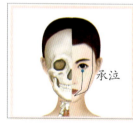

●精准定位
在面部，眼球与眶下缘之间，瞳孔直下。

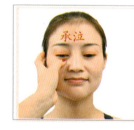

●简便取穴
正坐位，直视前方，瞳孔直下，下眼眶边上。

【功效】补益气血，疏风清热，泻火解毒。
【主治】①眼睑眲动，迎风流泪，夜盲，近视；②口眼㖞斜，面肌痉挛。
【按摩】双手食指指腹按揉承泣穴30～50次，以局部感到酸胀为度。

四白 (Sìbái, ST2)

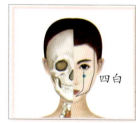

●精准定位
瞳孔直下，当颧骨上方凹陷中。

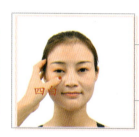

●简便取穴
正坐或仰靠，双眼平视时，瞳孔正中央下约0.6寸处。

【功效】祛风明目，通经活络。

【主治】①目赤痛痒，眼睑𥆧动，目翳；②口眼㖞斜，面痛，面肌痉挛；③头痛，眩晕。

【按摩】用手指按压四白穴，可有效舒缓眼部疲劳。

巨髎 (Jùliáo, ST3)

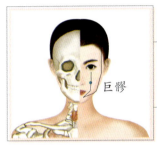

● 精准定位
在面部，横平鼻翼下缘，瞳孔直下。

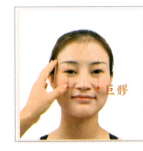

● 简便取穴
直视前方，沿瞳孔垂直线向下，与鼻翼下缘水平线交点凹陷处即是。

【功效】清热息风，明目退翳。

【主治】口角㖞斜，面痛，鼻衄，齿痛，唇颊肿。

【按摩】用拇指指腹由内向外按摩巨髎、颧髎两穴位，可帮助消除面部水肿，紧实肌肤，并能美化面部线条。

地仓 (Dìcāng, ST4)

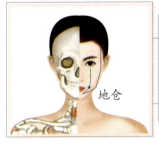

● 精准定位
在面部，口角旁开0.4寸（指寸）。

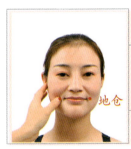

● 简便取穴
正坐，直视前方，沿瞳孔直下垂线向下轻推，至与口角水平线的交点处，按之有酸胀感。

【功效】舒筋活络，活血化瘀。

【主治】口角㖞斜，流涎，面痛。

【按摩】用双手食指指尖垂直下压两侧地仓穴，稍用力掐揉，每次1～3分钟。长期坚持按摩地仓穴，可以降低胃温，从而抑制食欲。

大迎（Dàyíng，ST5）

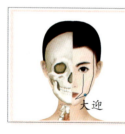

● 精准定位
在面部，下颌角前方，咬肌附着部的前缘凹陷中，面动脉搏动处。

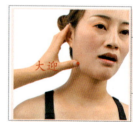

● 简便取穴
头部侧面下颌骨部位，嘴唇斜下、下巴骨的凹陷处。

【功效】祛风通络，消肿止痛。

【主治】口角㖞斜，颊肿，齿痛。

【按摩】双手食指指腹按于大迎穴，其他手指支撑于面部，呼气时用拇指指腹点按大迎穴5秒，吸气时松开，重复按摩30次。

颊车（Jiáchē，ST6）

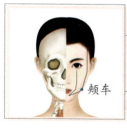

● 精准定位
在面部，下颌角前上方一横指（中指），闭口咬紧牙时咬肌隆起，放松时按之有凹陷处。

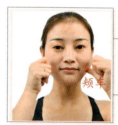

● 简便取穴
正坐或仰卧仰靠，下颌角前上方约1横指（中指），当咀嚼时咬肌隆起，按之凹陷处。

【功效】祛风清热，开关通络。

【主治】齿痛，牙关不利，颊肿，口角㖞斜。

【按摩】双手食指指腹按压此穴，对于速止下齿痛非常有效。

下关（Xiàguān，ST7）

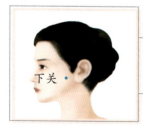

● 精准定位
在面部，颧弓下缘中央与下颌切迹之间凹陷中。

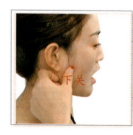

● 简便取穴
耳前方，颧骨与下颌之间的凹陷处。合口有孔，张口即闭。

【功效】疏风清热，解痉止痛。

【主治】①牙关不利，面痛，齿痛，口眼㖞斜；②耳聋，耳鸣，聤耳。

【按摩】用双手中指或食指指腹，放于同侧面部下关穴，适当用力按揉0.5～1分钟。对风火上冲和阳明热盛所致的面痛、齿痛、三叉神经痛有较好的疗效。

头维 (Tóuwéi, ST8)

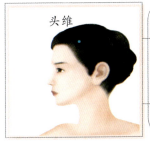 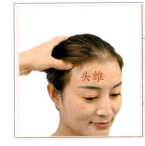

● 精准定位
在头部，额角发际直上0.5寸，头正中线旁开4.5寸。

● 简便取穴
发际点向上一指宽，嘴动时肌肉也会动之处。

【功效】祛风泻火，止痛明目。

【主治】头痛，目眩，目痛。

【按摩】用拇指指腹按揉头维穴，顺时针方向按揉约1分钟，然后逆时针方向按揉约1分钟，可缓解胃痛。

人迎 (Rényíng, ST9)

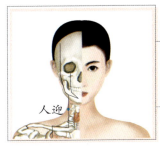 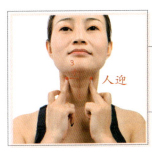

● 精准定位
在颈部，横平喉结，胸锁乳突肌前缘，颈总动脉搏动处。

● 简便取穴
正坐或仰靠的姿势，前颈喉结外侧大约两横指处即是。

【功效】理气降逆，利咽散结，通经活络。

【主治】①瘿气，瘰疬；②咽喉肿痛；③高血压；④气喘。

【按摩】用拇指指腹按压人迎穴，每次1～3分钟，有利于促进面部的血液循环，使面部的皮肤保持紧致。

水突（Shuǐtū, ST10）

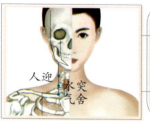
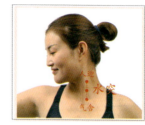

●精准定位 在颈部，横平环状软骨，胸锁乳突肌前缘。

●简便取穴 胸锁乳突肌的前缘，当人迎穴与气舍穴连线的中点。

【功效】平喘利咽，清热散结。

【主治】①咽喉肿痛，瘰疬，瘿气；②咳嗽，气喘。

【按摩】用中指指腹按揉水突穴，每次1～3分钟。

气舍（Qìshě, ST11）

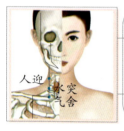
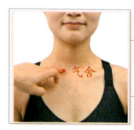

●精准定位 在胸锁乳突肌区，锁骨上小窝，锁骨胸骨端上缘，胸锁乳突肌胸骨头与锁骨头中间的凹陷中。

●简便取穴 正坐或仰卧，锁骨根部稍中之处凹陷。

【功效】调气，化瘀，散结。

【主治】①咽喉肿痛；②瘿瘤，瘰疬；③气喘，呃逆；④颈项强痛。

【按摩】用中指指腹按压气舍穴，对止呃逆非常有效。

缺盆（Quēpén, ST12）

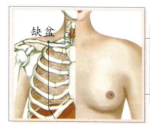
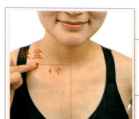

●精准定位 在颈外侧区，锁骨上大窝，锁骨上缘凹陷中，前正中线旁开4寸。

●简便取穴 正坐位，在乳中线上，锁骨上窝中点处。

【功效】宣肺调气，清热散结。

【主治】咳嗽，气喘，咽喉肿痛，缺盆中痛，瘰疬。

【按摩】坐位，以一手食指指腹先按压对侧缺盆穴，每按压3秒钟后放松3秒钟为一次，可反复进行20次，力量适中。

气户 (Qìhù, ST13)

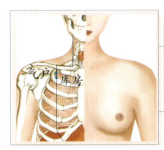

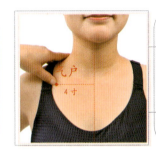

● 精准定位
在胸部，锁骨下缘，前正中线旁开4寸。

● 简便取穴
正坐位，乳中线与锁骨下缘相交的凹陷处，按压有酸胀感。

【功效】调肺气，止喘咳。

【主治】咳嗽，气喘，呃逆，胸胁支满，胸痛。

【按摩】用拇指或食指、中指，也可用大小鱼际在胸廓各部及颈根、肩部做旋转按摩，然后点压气户穴。

库房 (Kùfáng, ST14)

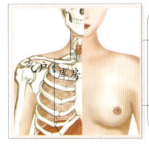

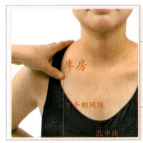

● 精准定位
在胸部，第1肋间隙，前正中线旁开4寸。

● 简便取穴
正坐或仰卧，从乳头沿垂直线向上推3个肋间隙，按压有酸胀感处即是。

【功效】理气宽胸，清热化痰。

【主治】①咳嗽，气喘，咳唾脓血，胸胁胀痛；②乳痈，乳癖。

【按摩】用拇指或食指、中指点压库房穴。点压时先旋揉后点压，在穴位处点压10秒钟，反复2～3次。

屋翳 （Wūyì, ST15）

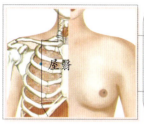
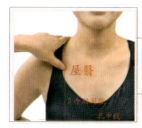

● 精准定位 在胸部，第2肋间隙，前正中线旁开4寸。

● 简便取穴 正坐或仰卧，从乳头沿垂直线向上推2个肋间隙，按压有酸胀感处即是。

【功效】降逆平喘，消痈止痛。

【主治】咳嗽，气喘，咳唾脓血，胸胁胀痛，乳痈。

【按摩】用手掌大鱼际紧贴于屋翳穴，沿肋间左右轻擦，至微热为度，然后用拇指着力由轻至重，待产生酸、麻、胀、痛感为度。

膺窗 （Yīngchuāng, ST16）

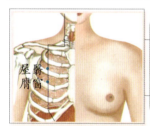
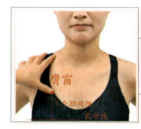

● 精准定位 在胸部，当第3肋间隙，距前正中线4寸。

● 简便取穴 正坐或仰卧，从乳头沿垂直线向上推1个肋间隙，按压有酸胀感处即是。

【功效】宽胸理气，止咳平喘。

【主治】咳嗽，气喘，胸胁胀痛，乳痈。

【按摩】双手手心从左右两边轻柔地包裹住一侧的乳房，然后双手收紧，用位于乳房根部的拇指从下将乳房向上拨，左右反复各10次即可。

乳中 （Rǔzhōng, ST17）

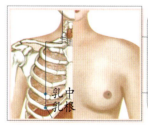
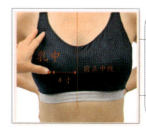

● 精准定位 在胸部，当第4肋间隙，乳头中央，距前正中线4寸。

● 简便取穴 正坐位或仰卧位，第4肋间隙，乳头正中即为乳中穴所在。

【功效】通络活血。

【主治】滞气，乳痈，癫狂痫。

【按摩】每天早晚坚持用中指、食指指腹着力按压乳中穴、膻中穴、乳根穴可达到通络活血、促进乳汁分泌的作用，治产后缺乳。

乳根 （Rǔgēn，ST18）

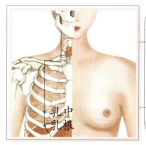
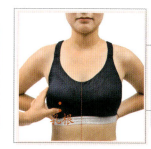

●精准定位
在胸部，当乳头直下，乳房根部，当第5肋间隙，距前正中线4寸。

●简便取穴
正坐或仰卧，从乳头向下推1个肋间隙，按压有酸胀感处即是。

【功效】通乳化瘀，宣肺利气。

【主治】咳嗽，气喘，呃逆，胸痛，乳痈，乳汁少。

【按摩】将拇、食指分开，用虎口处轻轻上托乳房，食指或中指稍用力下压，缓慢点揉位于肋间隙内的乳根穴5～10分钟，动作宜轻揉缓和，逐渐用力。

不容 （Bùróng，ST19）

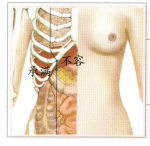
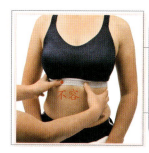

●精准定位
在上腹部，当脐中上6寸，距前正中线2寸。

●简便取穴
正坐或仰卧位，在脐上两个4横指，巨阙穴（任脉）旁开3横指处取穴。

【功效】调中和胃，理气止痛。

【主治】呕吐，食欲不振，腹胀。

【按摩】用双手手指端按压不容穴，并做环状运动，力度宜轻，每次3分钟左右，每日2次。

承满（Chéngmǎn, ST20）

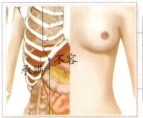
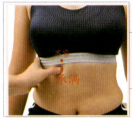

●精准定位 在上腹部，当脐中上5寸，距前正中线2寸。

●简便取穴 仰卧位，先找到不容穴，垂直向下1横指，按压有酸胀感处即是。

【功效】理气和胃，降逆止呕，消食导滞。

【主治】胃痛，吐血，食欲不振，腹胀。

【按摩】用双手手指端按压承满穴，并做环状运动，力度较轻，每次3分钟左右，每日2次。

梁门（Liángmén, ST21）

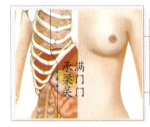
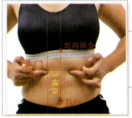

●精准定位 在上腹部，脐中上4寸，前正中线旁开2寸。

●简便取穴 坐位，取肚脐与剑胸联合连线的中点，在水平旁开3横指处即是。

【功效】调中气，和肠胃，化积滞。

【主治】腹胀，纳少，胃痛，呕吐。

【按摩】用手指的指端对腹部的梁门穴进行揉搓刺激，按摩约1分钟，待穴位处微微热胀即可。

关门（Guānmén, ST22）

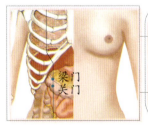
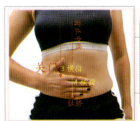

●精准定位 在上腹部，当脐中上3寸，距前正中线2寸。

●简便取穴 坐位，在上腹部，脐中上量4横指，前正中线旁开3横指处。

【功效】调理肠胃，利水消肿。

【主治】腹胀，腹痛，肠鸣，泄泻，水肿。

【按摩】用一手食、中指指端分开对按两侧关门穴各10次。

太乙（Tàiyǐ, ST23）

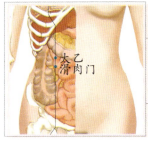

●精准定位
在上腹部，当脐中上2寸，距前正中线2寸。

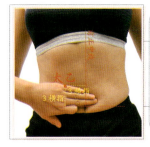

●简便取穴
坐位，在上腹部，脐中上量3横指，前正中线旁开3横指处。

【功效】消食导滞。

【主治】腹痛，腹胀，呕吐，心烦，癫痫。

【按摩】用中指指腹按揉太乙穴1～3分钟。

滑肉门（Huáròumén, ST24）

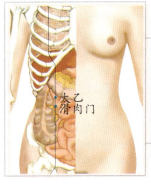

●精准定位
在上腹部，当脐中上1寸，距前正中线2寸。

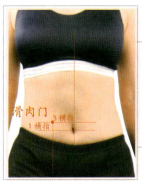

●简便取穴
坐位，在上腹部，脐中上量1横指，前正中线旁开3横指处。

【功效】镇惊安神，清心开窍。

【主治】胃痛，呕吐，癫痫。

【按摩】站立或坐位，在穴位上用手掌上下、左右按摩各5～10分钟，每日3次，饭前、饭后均可。

天枢（Tiānshū, ST25）

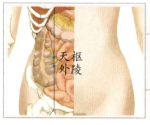
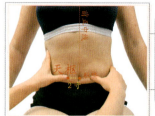

● 精准定位 在腹部，横平脐中，前正中线旁开2寸。

● 简便取穴 坐位，肚脐向左右3横指宽处。

【功效】调理肠胃，利水消肿。

【主治】①腹痛，腹胀，便秘，腹泻，痢疾；②月经不调，痛经。

【按摩】用两手拇指按于天枢穴做轮转按摩即可。

外陵（Wàilíng, ST26）

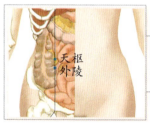
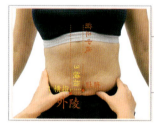

● 精准定位 在下腹部，当脐中下1寸，距前正中线2寸。

● 简便取穴 坐位，脐中下量1横指，前正中线旁开3横指处。

【功效】和胃化湿，理气止痛。

【主治】腹痛，疝气，痛经。

【按摩】用中指指腹按揉外陵穴1～3分钟。

大巨（Dàjù, ST27）

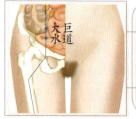
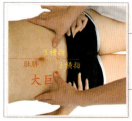

● 精准定位 在下腹部，当脐中下2寸，距前正中线2寸。

● 简便取穴 仰卧位，从肚脐沿前正中线向下量约3横指，再水平旁开约3横指，按压有酸胀感。

【功效】调肠，利气，固肾气。

【主治】小腹胀满，小便不利，疝气，遗精，早泄。

【按摩】按揉大巨穴，每次1～3分钟。

水道 （ShuǐDào, ST28）

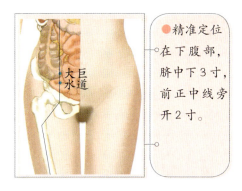

● 精准定位 在下腹部，脐中下3寸，前正中线旁开2寸。

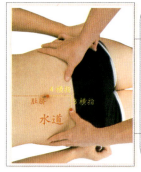

● 简便取穴 仰卧位，从肚脐沿前正中线向下量约4横指，再水平旁开约3横指，按压有酸胀感。

【功效】清湿热，利膀胱，通水道。

【主治】①少腹胀满，小便不利，疝气；②痛经，不孕。

【按摩】按揉水道穴，每次1～3分钟。

归来 （Guīlái, ST29）

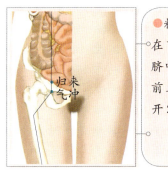

● 精准定位 在下腹部，脐中下4寸，前正中线旁开2寸。

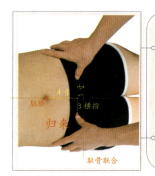

● 简便取穴 仰卧位，从耻骨联合上缘沿前正中线向上量约1横指，再水平旁开约3横指，按压有酸胀感。

【功效】理气，提胞，治疝。

【主治】①少腹痛，疝气；②月经不调，带下，阴挺。

【按摩】用两手食指、中指先顺时针方向按揉归来和子宫穴2分钟，再逆时针方向按揉2分钟，最后点按半分钟，以感到酸胀为宜。

气冲 (Qìchōng, ST30)

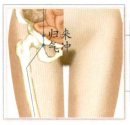

● 精准定位
在腹股沟稍上方，当脐中下5寸，距前正中线2寸。

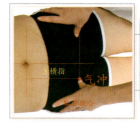

● 简便取穴
仰卧位，从耻骨联合上缘中点水平旁开约3横指，按压有酸胀感。

【功效】润宗筋，理下元，散厥气。

【主治】肠鸣腹痛，疝气，月经不调，不孕，阳痿，阴肿。

【按摩】用两手食指指腹按压气冲穴，一松一按，交替进行，对促进腿部血液循环、温暖手足有益。

髀关 (Bìguān, ST31)

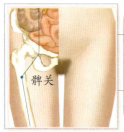

● 精准定位
在大腿前面，当髂前上棘与髌底外侧端的连线上，屈髋时，平会阴，居缝匠肌外侧凹陷处。

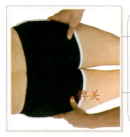

● 简便取穴
仰卧或正坐取穴，髀关穴在股前区，股直肌近端、缝匠肌与阔筋膜张肌3条肌肉之间凹陷中。

【功效】舒筋活络，强壮腰膝。

【主治】腰痛膝冷，痿痹，腹痛。

【按摩】正坐位，沿大腿中线偏外侧，由腿根至膝盖用双手四指掌指关节轻轻敲打3～5遍，有疏通经络的作用，可缓解下肢疼痛。

伏兔 (Fútù, ST32)

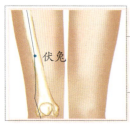

● 精准定位
在股前区，髌底上6寸，髂前上棘与髌底外侧端的连线上。

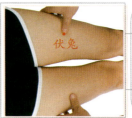

● 简便取穴
髂前上棘与髌骨外侧端的连线上，髌骨上6寸。

【功效】散寒化湿，疏通经络。

【主治】①下肢痿痹，腰痛，膝冷；②疝气；③脚气。

【按摩】按揉伏兔穴，每次1~3分钟。

阴市 （Yīnshì，ST33）

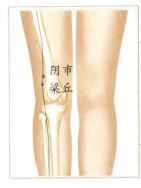

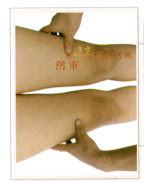

● 精准定位
在大腿前面，当髂前上棘与髌底外侧端的连线上，髌底上3寸。

● 简便取穴
在髌骨外上缘上4横指，当髂前上棘与髌骨外上缘的连线上取穴。

【功效】温经散寒，理气止痛。

【主治】腿膝痿痹，屈伸不利，疝气。

【按摩】用拇指指腹按揉阴市穴，每次1~3分钟。

梁丘 （Liángqiū，ST34）

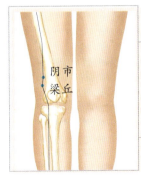

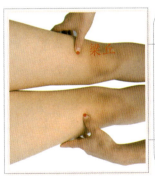

● 精准定位
在股前区，髌底上2寸，股外侧肌与股直肌肌腱之间。

● 简便取穴
伸展膝盖用力时，筋肉凸出处的凹洼处。

【功效】通经利节，和胃止痛。

【主治】①急性胃痛；②膝肿痛，下肢不遂；③乳痈，乳痛。

【按摩】用拇指指腹按揉梁丘穴，每次1~3分钟。

犊鼻 (Dúbí, ST35)

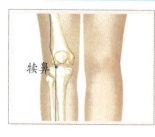

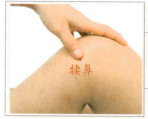

● 精准定位 屈膝,在膝部,髌骨与髌韧带外侧凹陷中。

● 简便取穴 屈膝,在膝部,髌骨与髌韧带外侧凹陷中。

【功效】通经活络,疏风散寒,理气消肿,通利关节。

【主治】膝痛,下肢麻痹,屈伸不利,脚气。

【按摩】用中指指腹按揉犊鼻穴,每次1～3分钟。

足三里 (Zúsānlǐ, ST36)

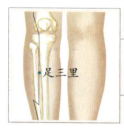

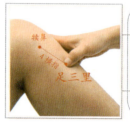

● 精准定位 在小腿外侧,犊鼻下3寸,胫骨前嵴外1横指处,犊鼻与解溪连线上。

● 简便取穴 坐位屈膝,取犊鼻穴,自犊鼻向下量4横指,按压有酸胀感。

【功效】调理脾胃,补中益气,通经活络,疏风化湿,扶正祛邪。

【主治】①胃痛,呕吐,噎膈,腹胀,腹泻,痢疾,便秘;②下肢痿痹;③癫狂;④乳痈,肠痈;⑤虚劳羸瘦。

【按摩】每天用拇指或中指按压足三里穴1次,每次按压5～10分钟,每分钟按压15～20次。

上巨虚 (Shàngjùxū, ST37)

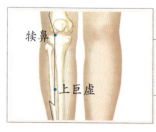

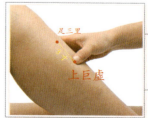

● 精准定位 在小腿外侧,犊鼻下6寸,犊鼻与解溪连线上。

● 简便取穴 足三里穴向下量4横指,凹陷处即是。

【功效】调和肠胃，通经活络。

【主治】①肠鸣，腹痛，腹泻，便秘，肠痈，痢疾；②下肢痿痹。

【按摩】经常用拇指指腹按揉上巨虚穴，每次1～3分钟。

条口 (Tiáokǒu，ST38)

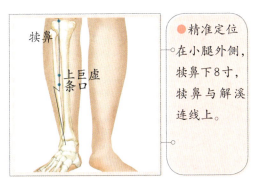

● 精准定位 在小腿外侧，犊鼻下8寸，犊鼻与解溪连线上。

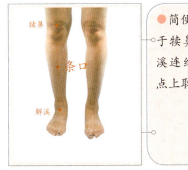

● 简便取穴 于犊鼻与解溪连线的中点上取穴。

【功效】祛风除湿，舒筋活络，理气和中。

【主治】①下肢痿痹，转筋；②肩臂痛；③脘腹疼痛。

【按摩】用拇指指腹按揉条口穴，每次1～3分钟。

下巨虚 (Xiàjùxū，ST39)

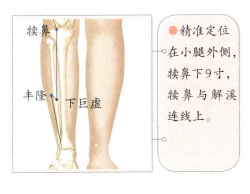

● 精准定位 在小腿外侧，犊鼻下9寸，犊鼻与解溪连线上。

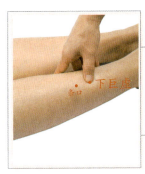

● 简便取穴 正坐屈膝位，在犊鼻下9寸，条口下约1横指，距胫骨前嵴约1横指处。

【功效】调肠胃，通经络，安神志。

【主治】①腹泻，痢疾，少腹痛；②下肢痿痹；③乳痈。

【按摩】用拇指指腹按揉下巨虚穴，每次1～3分钟。

丰隆 (Fēnglóng, ST40)

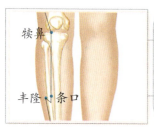
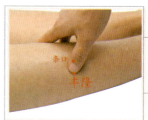

● 精准定位 在小腿外侧,外踝尖上8寸,胫骨前肌外缘。

● 简便取穴 条口外侧1横指处,胫骨前嵴外2横指处。

【功效】健脾化痰,和胃降逆,开窍。
【主治】①头痛,眩晕;②癫狂;③咳嗽,痰多;④下肢痿痹;⑤腹胀,便秘。
【按摩】用拇指指腹按揉丰隆穴,每次1～3分钟。

解溪 (Jiěxī, ST41)

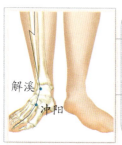
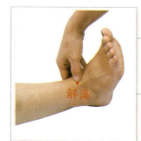

● 精准定位 在踝区,踝关节前面中央凹陷中,𧿹长伸肌腱与趾长伸肌腱之间。

● 简便取穴 正坐垂足或仰卧位,平齐外踝高点,在足背与小腿交界处的横纹中央凹陷处。

【功效】舒筋活络,清胃化痰,镇惊安神。
【主治】①下肢痿痹,足踝无力;②头痛,眩晕;③癫狂;④腹胀,便秘。
【按摩】经常用拇指指腹按压解溪穴,每次1～3分钟。

冲阳 (Chōngyáng, ST42)

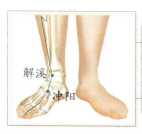
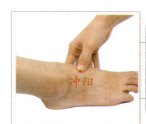

● 精准定位 在足背最高处,当𧿹长伸肌腱和趾长伸肌腱之间,足背动脉搏动处。

● 简便取穴 正坐垂足或仰卧位,距陷谷穴3寸,当足背动脉搏动处取穴。

【功效】和胃化痰，通络宁神。

【主治】口眼㖞斜，面肿，齿痛，癫狂痫，胃病，足痿无力。

【按摩】用拇指指腹向下按压冲阳穴，每次1～3分钟。

陷谷（Xiàngǔ，ST43）

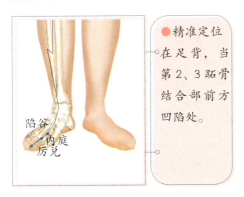

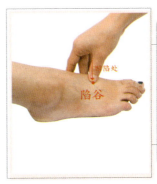

●精准定位
在足背，当第2、3跖骨结合部前方凹陷处。

●简便取穴
正坐垂足或仰卧位，在第2跖趾关节后方，2、3跖骨结合部之前的凹陷中取穴。

【功效】清热解表，和胃行水，理气止痛。

【主治】面目浮肿，水肿，肠鸣腹痛，足背肿痛。

【按摩】按压此穴，对颜面浮肿、水肿、足背肿痛都有很好的疗效。

内庭（Nèitíng，ST44）

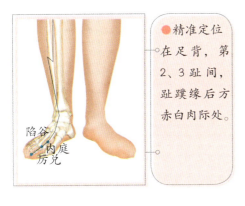

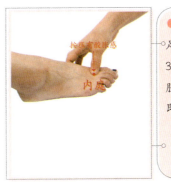

●精准定位
在足背，第2、3趾间，趾蹼缘后方赤白肉际处。

●简便取穴
足背，在第2、3趾之间，皮肤深浅交界处即是。

【功效】清胃热，化积滞。

【主治】①齿痛，咽喉肿痛，鼻衄；②热病；③吐酸，腹泻，痢疾，便秘；④足背肿痛，跖趾关节痛。

【按摩】经常用拇指指腹向下按压内庭穴，每次1～3分钟。

厉兑 (Lìduì, ST45)

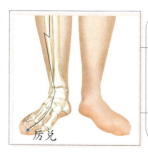

● 精准定位
在足趾，第2趾末节外侧，趾甲根角侧后方0.1寸（指寸）。

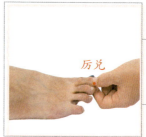

● 简便取穴
正坐垂足或仰卧位，在第2趾外侧，距爪甲角0.1寸处取穴。

【功效】清热和胃，苏厥醒神，通经活络。

【主治】①鼻衄，齿痛，咽喉肿痛；②热病；③多梦，癫狂。

【按摩】用拇指指甲垂直掐按厉兑穴，每次1～3分钟。

第五章

足太阴脾经

足太阴脾经,起于足大趾末端,沿着大趾内侧赤白肉际,经过大趾本节后的第一跖趾关节后面,上行至内踝前面,再沿小腿内侧胫骨后缘上行,至内踝上8寸处交于足厥阴经之前,再沿膝股部内侧前缘上行,进入腹部,属脾,联络胃;再经过横膈上行,夹咽部两旁,连系舌根,分散于舌下。其支脉,从胃上膈,注心中。

【经脉病候】

胃脘痛,食则呕,嗳气,腹胀,便溏,黄疸,身重无力,舌根强痛,下肢内侧肿胀,厥冷等病症。

【主治概要】

1. 脾胃病症:胃痛,呕吐,腹痛,泄泻,便秘等。
2. 妇科病症:月经过多,崩漏等。
3. 前阴病症:阴挺,不孕,遗精,阳痿等。
4. 经脉循行部位的其他病症:下肢痿痹,胸胁痛等。

经穴歌诀

足太阴脾由足踇,隐白先从内侧起,大都太白继公孙,商丘直上三阴交,漏谷地机阴陵泉,血海箕门冲门前,府舍腹结大横上,腹哀食窦天溪连,胸乡周荣大包尽,二十一穴太阴全。

隐白 (Yǐnbái, SP1)

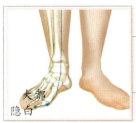
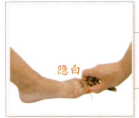

● 精准定位 在足趾，大趾末节内侧，趾甲根角侧后方0.1寸（指寸）

● 简便取穴 足大趾甲内侧缘与下缘各做一垂线之交点处即是。

【功效】调血统血，扶脾温脾，清心宁神，温阳回厥。

【主治】①月经过多，崩漏；②便血，尿血；③癫狂，多梦；④惊风；⑤腹满，暴泻。

【按摩】用拇指按压双足隐白穴，左旋按压15次，右旋按压15次。

大都 (Dàdū, SP2)

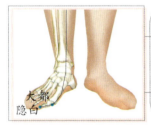
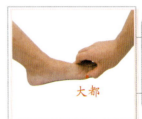

● 精准定位 在足趾，第1跖趾关节远端赤白肉际凹陷中

● 简便取穴 足大趾本节（第1跖趾关节）前下方赤白肉际凹陷处。

【功效】泄热止痛，健脾和中。

【主治】①腹胀，胃痛，呕吐，腹泻，便秘；②热病，无汗。

【按摩】用拇指指甲垂直掐按大都穴，每次1～3分钟。

太白 (Tàibái, SP3)

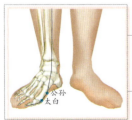
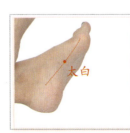

● 精准定位 在跖区，第1跖趾关节近端赤白肉际凹陷中

● 简便取穴 仰卧或正坐，平放足底的姿势，太白穴位于足内侧缘，当第一跖骨小头后下方凹陷处。

【功效】健脾和中，涩肠。

【主治】①肠鸣，腹胀，腹泻，胃痛，便秘；②体重节痛。

【按摩】用拇指指腹垂直按压太白穴，每次1～3分钟。

公孙（Gōngsūn，SP4）

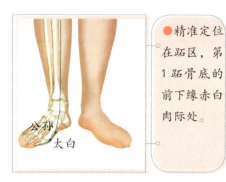
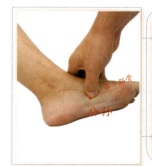

● 精准定位 在跖区，第1跖骨底的前下缘赤白肉际处。

● 简便取穴 足大趾与足掌所构成的关节内侧，弓形骨后端下缘凹陷处即是。

【功效】健脾益胃，通调经脉。

【主治】①胃痛，呕吐，腹痛，腹泻，痢疾；②心烦，失眠，狂证；③逆气里急，气上冲心（奔豚气）。

【按摩】用拇指指尖垂直揉按公孙穴，每次1～3分钟。

商丘（Shāngqiū，SP5）

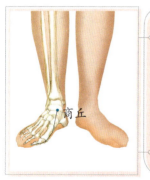
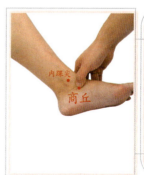

● 精准定位 在踝区，内踝前下方，舟骨粗隆与内踝尖连线中点凹陷中。

● 简便取穴 正坐垂足或仰卧位，在内踝前下方凹陷处。

【功效】健脾化湿，通调肠胃。

【主治】①腹胀，腹泻，便秘；②黄疸；③足踝痛。

【按摩】用手指按揉该穴位，保持酸重感即可，每次3分钟左右，两脚交替做。

三阴交 (Sānyīnjiāo, SP6)

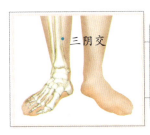

●精准定位
在小腿内侧,内踝尖上3寸,胫骨内侧缘后际。

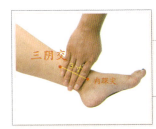

●简便取穴
内踝尖上4横指,胫骨后缘靠近骨边凹陷处。

【功效】健脾和胃,调补肝肾,行气活血,疏经通络。

【主治】①肠鸣,腹胀,腹泻;②月经不调,带下,阴挺,不孕,滞产;③遗精,阳痿,遗尿;④心悸,失眠,高血压;⑤下肢痿痹;⑥阴虚诸证。

【按摩】用拇指指尖垂直按压三阴交穴,每次1～3分钟。

漏谷 (Lòugǔ, SP7)

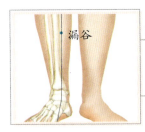

●精准定位
在小腿内侧,内踝尖上6寸,胫骨内侧缘后际。

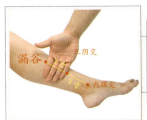

●简便取穴
内踝尖与阴陵泉穴的连线上,距内踝尖6寸,胫骨内侧缘后方。

【功效】健脾和胃,利水除湿。

【主治】①腹胀,肠鸣;②小便不利,遗精;③下肢痿痹。

【按摩】每天坚持用拇指指腹按揉漏谷穴10分钟,可促进消化。

地机 (Dìjī, SP8)

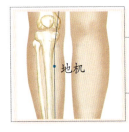

●精准定位
在小腿内侧,阴陵泉下3寸,胫骨内侧缘后际。

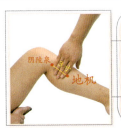

●简便取穴
正坐或仰卧位,在阴陵泉直下4横指,当阴陵泉穴与三阴交穴的连线上,胫骨内侧面后缘处取穴。

【功效】健脾渗湿，调经止带，调燮胞宫。

【主治】①痛经，崩漏，月经不调；②腹痛，腹泻；③疝气；④小便不利，水肿等因脾不运化所致水湿病症。

【按摩】食指指腹点按地机穴周围，寻找最敏感点，用拇指指腹由轻及重地按压敏感点，以能忍受为度。持续按压1分钟，每天进行1～2次。

阴陵泉 (Yīnlíngquán, SP9)

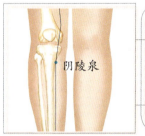

● 精准定位
在小腿内侧，胫骨内侧髁下缘与胫骨内侧缘之间的凹陷中。

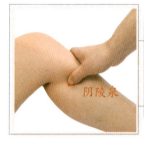

● 简便取穴
正坐屈膝或仰卧，在胫骨内侧髁后下方约胫骨粗隆下缘平齐处。

【功效】清利湿热，健脾理气，益肾调经，通经活络。

【主治】①腹胀，腹泻，水肿，黄疸；②小便不利，遗尿，尿失禁；③妇人阴中痛，痛经，遗精；④膝痛。

【按摩】用拇指指腹按揉阴陵泉2～3分钟，松开休息5秒，再按揉2～3分钟，反复3次。

血海 (Xuèhǎi, SP10)

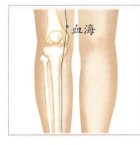

● 精准定位
在股前区，髌底内侧端上2寸，股内侧肌隆起处。

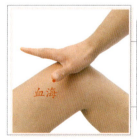

● 简便取穴
屈膝90°，手掌伏于膝盖骨上，拇指与其他四指成45°，拇指指尖处即是。

【功效】活血化瘀，补血养血，引血归经。

【主治】①月经不调，痛经，经闭；②瘾疹，湿疹，丹毒；③膝股内侧痛。

【按摩】每天坚持点揉两侧血海穴各3分钟，力量不宜太大，能感到穴位处有酸胀感即可，要以轻柔为原则。

箕门 （Jīmén，SP11）

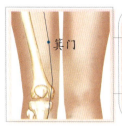 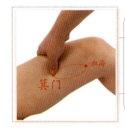

● 精准定位 在股前区，髌底内侧端与冲门的连线上 1/3 与下 2/3 交点，长收肌和缝匠肌交角的动脉搏动处。

● 简便取穴 坐位绷腿，大腿内侧有一鱼状肌肉隆起，鱼尾凹陷处即是。

【功效】健脾渗湿，通利下焦。

【主治】①小便不利，遗尿；②腹股沟肿痛。

【按摩】用双手拇指指腹按压箕门穴，按压时要注意力度稍重，每次按摩 5 分钟，每日按摩 2 次。

冲门 （Chōngmén，SP12）

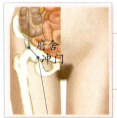 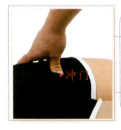

● 精准定位 在腹股沟区，腹股沟斜纹中，髂外动脉搏动处的外侧。

● 简便取穴 仰卧位，平耻骨联合上缘中点旁开 3.5 寸处取穴。约当腹股沟外端上缘，股动脉外侧。

【功效】健脾化湿，理气解痉。

【主治】①腹痛，疝气；②崩漏，带下，胎气上冲。

【按摩】用双手拇指指腹按压冲门穴，用力方向由内向外，每次 30 秒左右，每日可多做几次。

府舍 （Fǔshè，SP13）

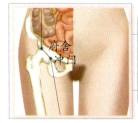 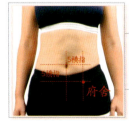

● 精准定位 在下腹部，脐中下 4.3 寸，前正中线旁开 4 寸。

● 简便取穴 仰卧位，肚脐沿前正中线向下量 5 横指，再水平旁开 5 横指处即是。

【功效】健脾理气，散结止痛。

【主治】腹痛，积聚，妇人疝气。

【按摩】正坐或仰卧，食指和中指伸直并拢，其余手指弯曲，用指腹揉按此穴。

腹结（Fùjié，SP14）

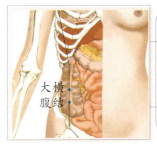

● 精准定位
在下腹部，脐中下1.3寸，前正中线旁开4寸。

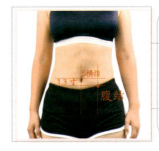

● 简便取穴
在肚脐中央下1.3寸，乳头直下处即是。

【功效】健脾温中，宣通降逆。

【主治】①腹痛，腹泻，食积；②疝气。

【按摩】用双手中指指腹按揉腹结穴并做环状运动，每次3分钟，每日2次。

大横（Dàhéng，SP15）

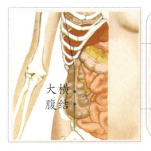

● 精准定位
在腹部，脐中旁开4寸。

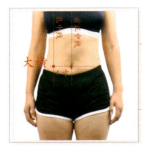

● 简便取穴
站立，由乳头向下做与前正中线的平行线，再由脐中央做一水平线，交点处即是。

【功效】温中散寒，通调腑气。

【主治】腹痛，腹泻，便秘。

【按摩】用拇指按住穴位，持续5秒后再反复按压。可健脾利湿，有助消化。

腹哀 (Fùāi, SP16)

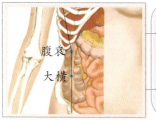
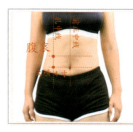

- ●精准定位 在上腹部,脐中上3寸,前正中线旁开4寸。
- ●简便取穴 仰卧或站立,脐中上4横指,前正中线旁开5横指。

【功效】健脾和胃,理气调肠。

【主治】消化不良,腹痛,便秘,痢疾。

【按摩】用手指指腹或指节向下按压,并作圈状按摩。

食窦 (Shídòu, SP17)

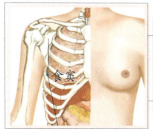
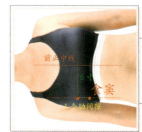

- ●精准定位 在胸部,第5肋间隙,前正中线旁开6寸。
- ●简便取穴 仰卧位,乳头旁开3横指,第5肋间隙处取穴。

【功效】宣肺平喘,健脾和中,利水消肿。

【主治】①胸胁胀痛;②噫气,反胃,腹胀;③水肿。

【按摩】用拇指指腹揉按食窦穴,每次1~3分钟。

天溪 (Tiānxī, SP18)

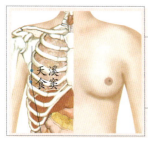
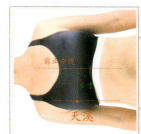

- ●精准定位 在胸部,第4肋间隙,前正中线旁开6寸。
- ●简便取穴 仰卧位,乳头旁开3横指,乳头所在的肋间隙即是。

【功效】宽胸通乳，理气止咳。

【主治】①胸胁疼痛，咳嗽；②乳痈，乳少。

【按摩】用拇指指腹揉按天溪穴，每次1～3分钟。

胸乡 （Xiōngxiāng，SP19）

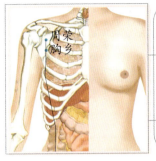

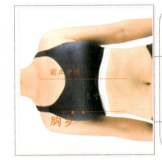

●精准定位 在胸部，第3肋间隙，前正中线旁开6寸。

●简便取穴 仰卧位，乳头旁开3横指，乳头向上1个肋间隙即是。

【功效】疏泄三焦，宽胸理气。

【主治】胸胁胀痛。

【按摩】拇指和其余四指微曲，如钳状夹持此处大筋，继而用力提拿深层肌肉，在指下产生滑动弹跳感最佳。

周荣 （Zhōuróng，SP20）

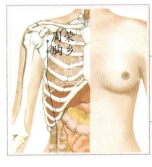

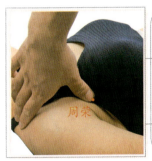

●精准定位 在胸部，第2肋间隙，前正中线旁开6寸。

●简便取穴 仰卧位，乳头旁开3横指，乳头向上2个肋间隙即是。

【功效】宽胸理气，止咳化痰。

【主治】①咳嗽，气逆；②胸胁胀满。

【按摩】用拇指按揉周荣穴100～200次，每天坚持，能够治疗胸胁胀痛。

大包 (Dàbāo，SP21)

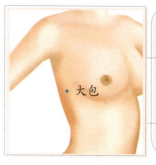

● 精准定位
在胸外侧区，第6肋间隙，当腋中线上。

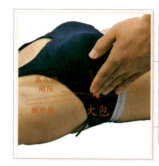

● 简便取穴
侧卧举臂，在腋下6寸、腋中线上，第6肋间隙处取穴。

【功效】统血养经，宽胸止痛。

【主治】①气喘；②胸胁痛；③全身疼痛；④四肢无力。

【按摩】正坐侧身，平静呼吸，右手食指及中指指腹点按左侧大包穴，按而揉之，使大包穴处产生明显的酸、麻、重、胀感为度。

第六章 手少阴心经

手少阴心经，起于心中，出属心系（心与其他脏器相连的组织）；下行经过横膈，联络小肠。其支脉，从心系向上，夹着食道上行，连于目系（眼球连接于脑的组织）。其直行经脉，从心系上行到肺部，再向外下到达腋窝部，沿着上臂内侧后缘，行于手太阴经和手厥阴经的后面，到达肘窝；再沿前臂内侧后缘，至掌后豌豆骨部，进入掌内后缘，沿小指桡侧出其末端。

【经脉病候】

心痛，咽干，口渴，目黄，胁痛，上臂内侧痛，手心发热等症。

【主治概要】

1. 心、胸、神志病症：心痛，心悸，癫狂痫等。
2. 经脉循行部位的其他病症：肩臂疼痛，胁肋疼痛，腕臂痛等。

经穴歌诀

手少阴心起极泉，青灵少海灵道全，
通里阴郄神门下，少府少冲小指边。

极泉 (Jíquán, HT1)

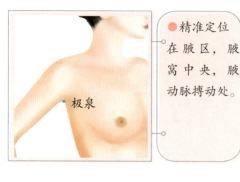
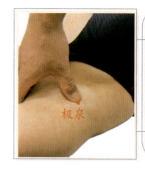

● 精准定位 在腋区，腋窝中央，腋动脉搏动处。

● 简便取穴 上肢外展平伸，腋窝中央有动脉搏动，其内侧即是本穴。

【功效】宽胸理气，通经活络。

【主治】①心痛，心悸；②肩臂疼痛，胁肋疼痛；③瘰疬；④腋臭；⑤上肢针麻用穴。

【按摩】双臂交叉于胸前，双手按对侧腋窝，用手指适度地按摩捏拿极泉穴，每次按捏约3分钟。

青灵 (Qīnglíng, HT2)

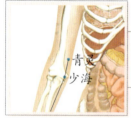
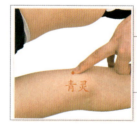

● 精准定位 在臂前区，肘横纹上3寸，肱二头肌内侧沟中。

● 简便取穴 伸臂，极泉穴与少海穴的连线上，肘横纹上4横指，肱二头肌的内侧沟中。

【功效】运化心血。

【主治】①头痛，振寒；②胁痛，肩臂疼痛。

【按摩】除拇指以外，其余四指放于臂下，轻托手臂，用拇指指腹轻轻揉按穴位，每日早晨和晚上左右穴位各按揉1次，每次按揉1～3分钟。

少海 (Shàohǎi, HT3)

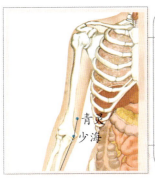

● 精准定位
在肘前区，横平肘横纹，肱骨内上髁前缘。

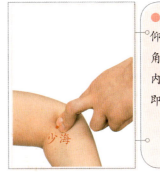

● 简便取穴
仰掌屈肘成直角，肘横纹头内侧（尺侧）即是本穴。

【功效】理气通络，益心安神，降浊升清。

【主治】①心痛，癔症；②肘臂挛痛，臂麻手颤；③头颈痛，腋胁部痛；④瘰疬。

【按摩】用拇指指腹按压少海穴，每次1～3分钟。

灵道 (Língdào, HT4)

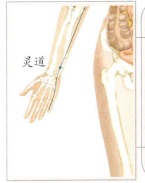

● 精准定位
在前臂前区，腕掌侧远端横纹上1.5寸，尺侧腕屈肌腱的桡侧缘。

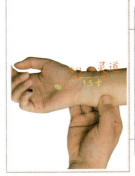

● 简便取穴
仰掌，于尺侧腕屈肌肌腱桡侧缘，腕横纹上1.5寸，横平尺骨头上缘（根部）处取穴。

【功效】宁心，安神，通络。

【主治】①心痛，悲恐善笑；②暴喑；③肘臂挛痛。

【按摩】用拇指指腹按压灵道穴，每次1～3分钟。

通里 (Tōnglǐ, HT5)

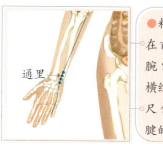

● 精准定位 在前臂前区，腕掌侧远端横纹上1寸，尺侧腕屈肌腱的桡侧缘。

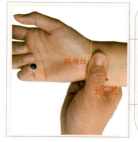

● 简便取穴 用力握拳，沿两筋（掌长肌腱与桡侧腕屈肌腱）间的凹陷从腕横纹向上量1横指。

【功效】清热安神，通经活络。

【主治】①心悸，怔忡；②舌强不语，暴喑；③腕臂痛。

【按摩】用手拇指端和其余四指相对，捏拿患者左右侧通里穴各36次为一遍，一般捏拿3～5遍，即可心舒神安。

阴郄 (Yīnxì, HT6)

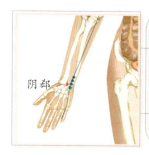

● 精准定位 在前臂前区，腕掌侧远端横纹上0.5寸，尺侧腕屈肌腱的桡侧缘。

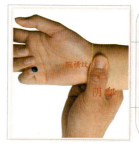

● 简便取穴 用力握拳，沿两筋（掌长肌腱与桡侧腕屈肌腱）间的凹陷从腕横纹向上量半横指。

【功效】宁心安神，清心除烦。

【主治】①心痛，惊悸；②骨蒸盗汗；③咯血，鼻衄。

【按摩】用拇指指腹按压阴郄穴，按摩时要注意力度适中，每次按摩5分钟，每天按摩2次。

神门 （Shénmén，HT7）

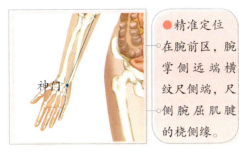

● 精准定位
在腕前区，腕掌侧远端横纹尺侧端，尺侧腕屈肌腱的桡侧缘。

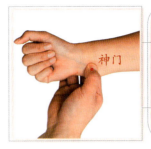

● 简便取穴
手腕横纹处，从小指延伸下来，到手掌根部末端的凹陷处。

【功效】调理气血，安神定志。

【主治】①心痛，心烦，惊悸，怔忡，健忘，失眠，痴呆，癫痫；②高血压；③胸胁痛。

【按摩】可掐、揉刺激神门穴，以有轻微酸胀感为宜，此手法最适合在晚间睡前操作。

少府 （Shàofǔ，HT8）

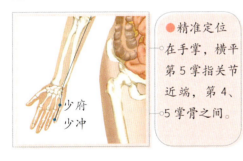

● 精准定位
在手掌，横平第5掌指关节近端，第4、5掌骨之间。

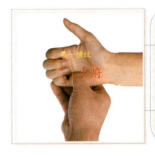

● 简便取穴
仰掌呈半握拳状，除拇指外，其余四指轻压手掌心，小指处即是本穴。

【功效】发散心火，行气活血。

【主治】①心悸，胸痛；②阴痒，阴痛；③痈疡；④小指挛痛。

【按摩】用拇指指尖按压少府穴，每次1～3分钟。

少冲 （Shàochōng，HT9）

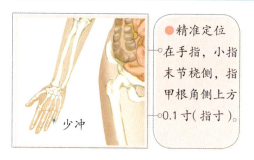

● 精准定位
在手指，小指末节桡侧，指甲根角侧上方0.1寸（指寸）。

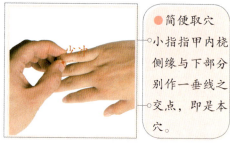

● 简便取穴
小指指甲内桡侧缘与下部分别作一垂线之交点，即是本穴。

【功效】清热息风，醒神开窍。

【主治】①心悸，心痛，癫狂，昏迷；②热病；③胸胁痛。

【按摩】用拇指和食指揉捏另一只手小指两侧，交替进行，按压时要注意力度稍重，每次按摩5分钟，每日按摩2次，可清心醒脑。

第七章 手太阳小肠经

手太阳小肠经，起于手小指尺侧端，沿着手背外侧至腕部，出于尺骨茎突，直上沿着前臂外侧后缘，经尺骨鹰嘴与肱骨内上髁之间，沿上臂外侧后缘，到达肩关节，绕行肩胛部，交会于大椎，向下进入缺盆部，络于心，沿着食管，经过横膈，到达胃部，属于小肠。其支脉，从缺盆分出，沿着颈部，上达面颊，到目外眦，向后进入耳中。另一支脉，从颊部分出，上行目眶下，抵于鼻旁，至目内眦，斜行络于颧骨部。

【经脉病候】

少腹痛，腰脊痛引睾丸，耳聋，目黄，颊肿，咽喉肿痛，肩臂外侧后缘痛等。

【主治概要】

1. 头面五官病：头痛，目翳，咽喉肿痛等。
2. 热病、神志病：昏迷，发热，疟疾等。
3. 经脉循行部位的其他病症：项背强痛，腰背痛，手指及肘臂挛痛等。

经穴歌诀

手太阳经小肠穴，少泽先行小指末，前谷后溪腕骨间，阳谷须同养老列，支正小海上肩贞，臑俞天宗秉风合，曲垣肩外复肩中，天窗循次上天容，此经穴数一十九，还有颧髎入听宫。

少泽 (Shàozé, SI1)

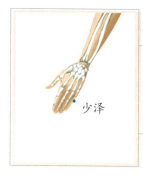

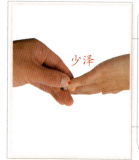

●精准定位 在手指,小指末节尺侧,指甲根角侧上方0.1寸(指寸)。

●简便取穴 伸直小指,于小指甲尺侧缘与基底部各作一线,两线交点处即为少泽穴,按压有酸胀感。

【功效】开窍泄热,利咽通乳。

【主治】①乳痈,乳少;②昏迷,热病;③头痛,目翳,咽喉肿痛。

【按摩】用拇指和食指捏住另一只手的小指末节,并用食指指尖按压少泽穴。

前谷 (Qiángǔ, SI2)

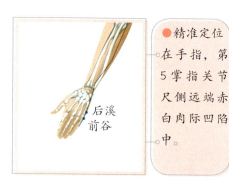

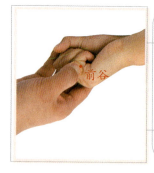

●精准定位 在手指,第5掌指关节尺侧远端赤白肉际凹陷中。

●简便取穴 微握拳,当小指本节(第5指掌关节)前的掌指横纹头赤白肉际处。

【功效】疏风清热,活络通乳。

【主治】①热病;②乳痈,乳少;③头痛,目痛,耳鸣,咽喉肿痛。

【按摩】用拇指指腹按揉前谷穴,注意按压时力度要适中,每次按摩5分钟,每天按摩2次。

后溪 （Hòuxī，SI3）

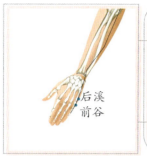

● 精准定位
在手内侧，第5掌指关节尺侧近端赤白肉际凹陷中。

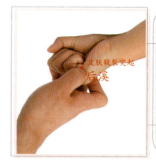

● 简便取穴
伸掌，握拳，第五掌指关节后，有一皮肤皱裂突起，其尖端即是本穴。

【功效】清心安神，通经活络。

【主治】①头项强痛，腰背痛，手指及肘臂挛痛；②耳聋，目赤；③癫狂痫；④疟疾。

【按摩】把双手后溪穴放在桌沿上来回滚动3～5分钟，可以缓解长期伏案以及电脑对人体带来的不良影响。

腕骨 （Wàngǔ，SI4）

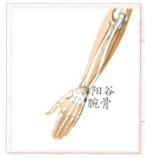

● 精准定位
在腕区，第5掌骨底与三角骨之间的赤白肉际凹陷中。

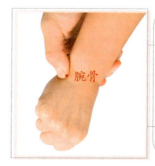

● 简便取穴
微握拳，掌心向前，在腕前方，三角骨的前缘，赤白肉际处取穴。

【功效】舒筋活络，泌别清浊。

【主治】①指挛腕痛，头项强痛；②目翳；③黄疸；④热病，疟疾。

【按摩】用拇指指腹按揉腕骨穴，注意按压时力度要适中，每次按摩5分钟，每天按摩2次。

阳谷 (Yánggǔ, SI5)

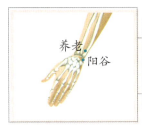
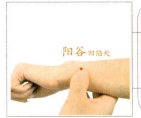

● 精准定位 在腕后区，尺骨茎突与三角骨之间的凹陷中。

● 简便取穴 在三角骨后缘，赤白肉际上，当豌豆骨与尺骨茎突之间取穴。

【功效】疏风清热，通经活络。

【主治】①颈颔肿，臂外侧痛，腕痛；②头痛，目眩，耳鸣，耳聋；③热病；④癫狂痫。

【按摩】用拇指以适宜力度轻轻拨动阳谷穴，每次3分钟，每天3～4次。

养老 (Yǎnglǎo, SI6)

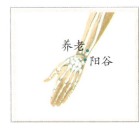
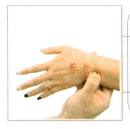

● 精准定位 在前臂后区，腕背横纹上1寸，尺骨头桡侧凹陷中。

● 简便取穴 屈肘，掌心向胸，在尺骨小头的桡侧缘上，与尺骨小头最高点平齐的骨缝中取穴。

【功效】明目清热，舒筋活络。

【主治】①目视不明；②肩、背、肘、臂酸痛。

【按摩】用拇指指尖掐按养老穴，每天坚持，能够缓解急性腰扭伤。

支正 (Zhīzhèng, SI7)

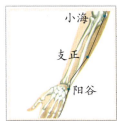
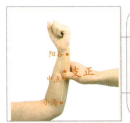

● 精准定位 在前臂后区，腕背侧远端横纹上5寸，尺骨尺侧与尺侧腕屈肌之间。

● 简便取穴 屈肘，确定阳谷穴与小海穴位置，取二者连线中点向阳谷侧1横指即是。

【功效】安神定志，清热解表，通经活络。

【主治】①头痛，项强，肘臂酸痛；②热病；③癫狂；④疣症。

【按摩】用拇指指腹按揉支正穴，注意按压时力度要适中，每次按摩5分钟，每天按摩2次。

小海 (Xiǎohǎi, SI8)

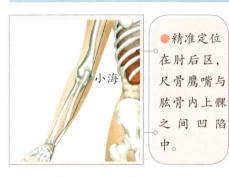

● 精准定位 在肘后区，尺骨鹰嘴与肱骨内上髁之间凹陷中。

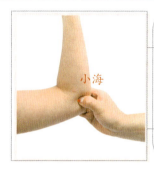

● 简便取穴 屈肘，肘尖最高点与肘部内侧高骨最高点间凹陷处即是。

【功效】宁心安神，祛风散热。

【主治】①肘臂疼痛，麻木；②癫痫。

【按摩】用拇指指腹按揉小海穴，注意按压时力度要适中，每次按摩5分钟，每天按摩2次。

肩贞 (Jiānzhēn, SI9)

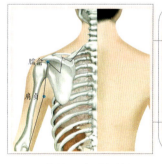

● 精准定位 在肩胛区，肩关节后下方，腋后纹头直上1寸。

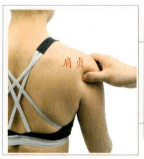

● 简便取穴 正坐垂臂，从腋后纹头向上量1横指处即是。

【功效】舒筋利节，通络散结。

【主治】①肩臂疼痛，上肢不遂；②瘰疬。

【按摩】用拇指指腹按揉肩贞穴，注意按压时力度要适中，每次按摩5分钟，每天按摩2次。

臑俞 (Nàoshū, SI10)

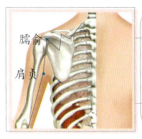
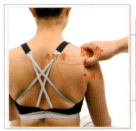

- 精准定位 在肩胛区，腋后纹头直上，肩胛冈下缘凹陷中。
- 简便取穴 手臂内收，腋后纹末端肩贞穴向上推至肩胛骨下缘处即是。

【功效】舒筋活络，化痰消肿。

【主治】①肩臂疼痛，肩不举；②瘰疬。

【按摩】用中指指腹按压臑俞穴，每次1～3分钟。

天宗 (Tiānzōng, SI11)

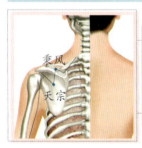
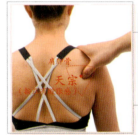

- 精准定位 在肩胛区，肩胛冈中点与肩胛骨下角连线上1/3与下2/3交点凹陷中。
- 简便取穴 位于肩后，肩胛冈下窝的中央，与第4胸椎相平处。

【功效】舒筋活络，理气消肿。

【主治】①肩胛疼痛，肩背部损伤；②气喘。

【按摩】用中指指腹按压天宗穴，每次1～3分钟。

秉风 (Bǐngfēng, SI12)

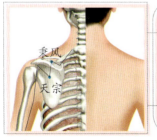
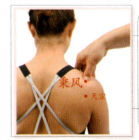

- 精准定位 在肩胛区，肩胛冈中点上方冈上窝中。
- 简便取穴 手臂内收。天宗穴直上，肩胛冈上缘凹陷处即是。

【功效】散风活络，止咳化痰。

【主治】肩胛疼痛，上肢酸麻。

【按摩】用拇指指腹按揉秉风穴并做环状运动，注意按压时力度要适中，每次按摩5分钟，每天按摩2次。

曲垣 （Qūyuán，SI13）

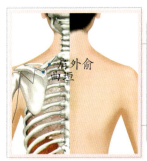

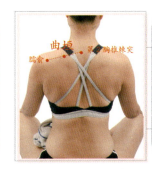

● 精准定位
在肩胛区，肩胛冈内侧端上缘凹陷中。

● 简便取穴
低头，后颈部最突起椎体往下数2个为第2胸椎棘突，与臑俞穴连线中点处即是。

【功效】舒筋活络，疏风止痛。

【主治】肩疼不举。

【按摩】用拇指指腹按揉曲垣穴并做环状运动，注意按压时力度要适中，每次按摩5分钟，每天按摩2次。

肩外俞 （Jiānwàishū，SI14）

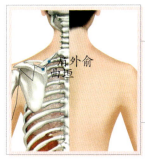

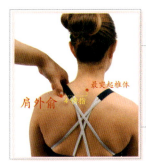

● 精准定位
在脊柱区，第1胸椎棘突下，后正中线旁开3寸。

● 简便取穴
低头，后颈部最突起椎体往下数1个椎骨的棘突下，旁开4横指处即是。

【功效】舒筋活络，祛风止痛。

【主治】肩背疼痛，颈项强急。

【按摩】用中指指腹按压肩外俞穴，每次1～3分钟。

肩中俞（Jiānzhōngshū, SI15）

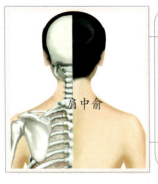

● 精准定位 在脊柱区，第7颈椎棘突下，后正中线旁开2寸。

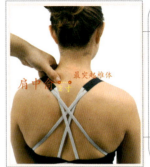

● 简便取穴 低头，后颈部最突起椎体旁开2寸处即是。

【功效】解表宣肺，舒筋活络。

【主治】①咳嗽，气喘；②肩背疼痛。

【按摩】用双手按揉肩中俞穴，每次1～3分钟。

天窗（Tiānchuāng, SI16）

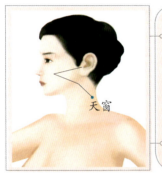

● 精准定位 在颈部，横平喉结，胸锁乳突肌后缘。

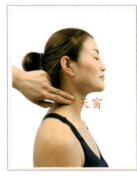

● 简便取穴 转头，从耳下向喉咙中央走行的绷紧的肌肉后缘与喉结相平处即是。

【功效】利咽聪耳，祛风定志。

【主治】①耳鸣，耳聋，咽喉肿痛，暴喑；②颈项强痛。

【按摩】用双手中指指腹分别按揉两侧天窗穴并做环状运动，每次按摩2分钟。

天容 （Tiānróng，SI17）

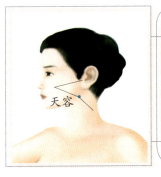 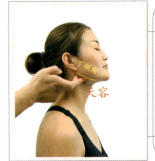

● 精准定位 在颈部，下颌角后方，胸锁乳突肌的前缘凹陷中。

● 简便取穴 耳垂下方的下颌角后方凹陷处即是。

【功效】聪耳利咽，清热降逆。

【主治】①耳鸣，耳聋，咽喉肿痛；②头痛，颈项强痛。

【按摩】用双手中指指腹分别按揉两侧天容穴并做环状运动，每次按摩2分钟。

颧髎 （Quánliáo，SI18）

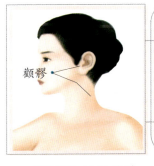 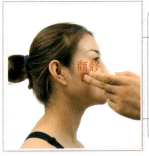

● 精准定位 在面部，颧骨下缘，目外眦直下凹陷中。

● 简便取穴 在面部，颧骨最高点下缘凹陷处即是。

【功效】祛风消肿。

【主治】口眼㖞斜，眼睑䀮动，齿痛，面痛等。

【按摩】用双手中指指腹分别按揉两侧颧髎穴，由上而下按摩，每次按摩2分钟。

听宫 (Tīnggōng, SI19)

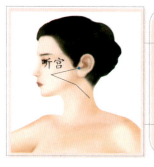

●**精准定位** 在面部，耳屏正中与下颌骨髁突之间的凹陷中。

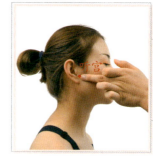

●**简便取穴** 微张口，耳屏与下颌关节之间凹陷处即是。

【功效】宣开耳窍，宁神定志。

【主治】①耳鸣，耳聋，聤耳；②齿痛。

【按摩】用双手中指指腹分别按揉两侧听宫穴，由上而下按摩，每次按摩2分钟。

第八章

足太阳膀胱经

足太阳膀胱经，起始于内眼角，向上过额部，与督脉交会于头顶。其支脉，从头顶分出到耳上角。其直行经脉，从头顶入颅内络脑，再浅出沿枕项部下行，从肩胛内侧脊柱两旁下行到达腰部，进入脊旁肌肉，入内络于肾，属于膀胱。一支脉从腰中分出，向下夹脊旁，通过臀部，进入腘窝中；另一支脉从左右肩胛内侧分别下行，穿过脊旁肌肉，经过髋关节部，沿大腿外侧后缘下行，会合于腘窝内，向下通过腓肠肌，出外踝的后方，沿第5跖骨粗隆，至小趾的外侧末端。

【经脉病候】

小便不通，遗尿，癫狂等；目痛，鼻塞多涕，头痛以及项、背、腰、臀部及下肢后侧本经循行部位疼痛。

【主治概要】

1. 脏腑病症：十二脏腑及其相关组织器官病症。
2. 神志病症：癫、狂、痫等。
3. 头面五官病症：头痛、鼻塞、鼻衄等。
4. 经脉循行部位的其他病症：项、背、腰、下肢病症等。

> 经穴歌诀

足太阳经六十七，睛明攒竹曲差参，眉头直上眉冲位，五处承光接通天，
络却玉枕天柱边，大杼风门引肺俞，厥阴心督膈肝胆，脾胃三焦肾俞次，
气大关小膀中白，上髎次髎中后下，会阳须下尻旁取，还有附分在三行，
魄户膏肓与神堂，譩譆膈关魂门详，阳纲意舍及胃仓，肓门志室连胞肓，
秩边承扶殷门穴，浮郄相临是委阳，委中在下合阳去，承筋承山相次长，
飞扬跗阳达昆仑，仆参申脉过金门，京骨束骨近通谷，小趾外侧寻至阴。

睛明 （Jīngmíng, BL1）

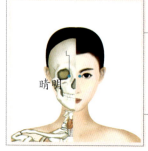

● **精准定位** 在面部，目内眦内上方眶内侧壁凹陷中。

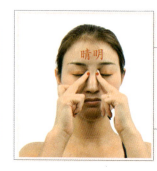

● **简便取穴** 正坐合眼，手指置于内侧眼角稍上方，按压一凹陷处即是。

【功效】疏风清热，通络明目。

【主治】①目赤肿痛，流泪，视物不明，目眩，近视，夜盲，色盲；②急性腰扭伤，坐骨神经痛；③心悸，怔忡。

【按摩】每隔2个小时用拇指和食指以画圈的方式按压此穴位，可令疲劳的双眼立刻得到放松。

攒竹 （Cuánzhú, BL2）

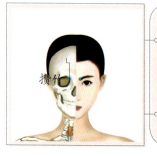

● **精准定位** 在面部，眉头凹陷中，额切迹处。

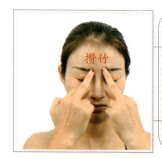

● **简便取穴** 皱眉，眉毛内侧端有一隆起处即是。

【功效】清热散风，活络明目。

【主治】①头痛，眉棱骨痛；②眼睑瞤动，眼睑下垂，口眼㖞斜，目视不明，流泪，目赤肿痛；③呃逆。

【按摩】用两拇指指腹自眉心起，交替向上直推至前发际，推30～50次。

眉冲 (Méichōng，BL3)

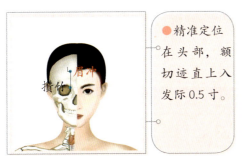
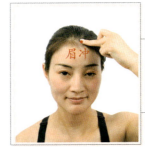

●精准定位 在头部，额切迹直上入发际0.5寸。

●简便取穴 手指自眉毛(攒竹穴)向上推，入发际半横指处按压有痛感处即是。

【功效】清热散风、通窍安神。

【主治】①头痛，目眩；②鼻塞，鼻衄；③癫痫。

【按摩】用拇指指尖掐揉按揉眉冲穴2～3分钟，每天坚持，可缓解治疗头痛、眩晕等。

曲差 (Qǔchā，BL4)

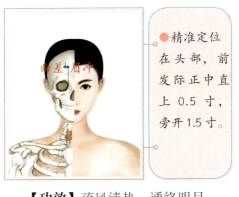
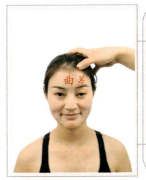

●精准定位 在头部，前发际正中直上0.5寸，旁开1.5寸。

●简便取穴 前发际正中直上半横指，再旁开正中线1.5寸处即是。

【功效】疏风清热，通络明目。

【主治】①头痛，目眩；②鼻塞，鼻衄。

【按摩】用拇指指尖按揉曲差穴3～5分钟，每天坚持，可缓解头痛、眩晕。

五处 (Wǔchù, BL5)

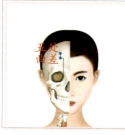
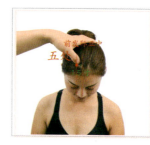

● 精准定位 在头部，前发际正中直上1寸，旁开1.5寸。

● 简便取穴 前发际正中直上1横指，再旁开1.5寸处即是。

【功效】疏风清热，通络明目。

【主治】①头痛，目眩；②癫痫。

【按摩】用拇指按揉五处穴100～200次，每天坚持，可缓解头痛。

承光 (Chéngguāng, BL6)

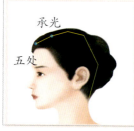
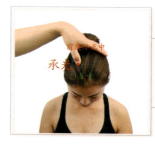

● 精准定位 在头部，前发际正中直上2.5寸，旁开1.5寸。

● 简便取穴 前发际正中直上3横指，再旁开1.5寸处即是。

【功效】疏风清热，通络明目。

【主治】①头痛，目眩；②鼻塞；③热病。

【按摩】用拇指按揉承光穴100～200次，每天坚持，可缓解头痛、目眩。

通天 (Tōngtiān, BL7)

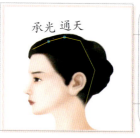
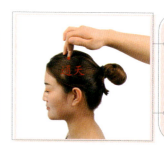

● 精准定位 在头部，前发际正中直上4寸，旁开1.5寸。

● 简便取穴 承光穴直上1.5寸处即是。

【功效】清热散风，活络通窍。

【主治】①头痛，眩晕；②鼻塞，鼻衄，鼻渊。

【按摩】用拇指的指关节按压通天穴，垂直向下用力按揉，以稍感酸胀为度。

络却（Luòquè，BL8）

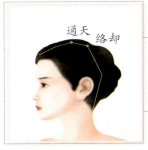

●精准定位 在头部，前发际正中直上5.5寸，旁开1.5寸。

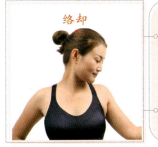

●简便取穴 承光穴直上3寸处即是。

【功效】祛风清热，明目通窍。

【主治】①头晕；②目视不明，耳鸣。

【按摩】用食指指腹按揉络却穴，每天早晚各1次，每次3分钟，长期坚持，可缓解目视不明、鼻塞、眩晕等。

玉枕（Yùzhěn，BL9）

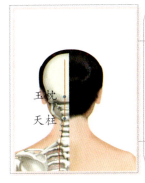

●精准定位 在头部，横平枕外隆凸上缘，后发际正中旁开1.3寸。

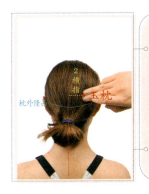

●简便取穴 沿后发际正中向上轻推，触及枕骨，由此旁开2横指，在骨性隆起的外上缘有一凹陷处即是。

【功效】开窍明目，通经活络。

【主治】①头颈痛，目痛；②鼻塞。

【按摩】两手掌心捂住两耳孔，两手五指对称横按在两侧后枕部，两手食指按压，然后叩击玉枕穴，可以听到类似击鼓的声音，一般击24或36下。

天柱（Tiānzhù，BL10）

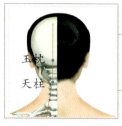

●精准定位
在颈后区，横平第2颈椎棘突上际，斜方肌外缘凹陷中。

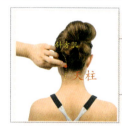

●简便取穴
正坐低头，触摸颈后有两条大筋（斜方肌），在其外侧，后发际边缘可触及一凹陷处即是。

【功效】疏风解表，利鼻止痛。

【主治】①后头痛，项强，肩背腰痛；②鼻塞；③目痛；④癫狂痫；⑤热病。

【按摩】将拇指贴紧天柱穴（在颈肌外侧缘入发际处），把小指和食指贴在眼尾附近，然后头部慢慢歪斜，利用头部的重量，压迫拇指，来按摩天柱穴。

大杼（Dàzhù，BL11）

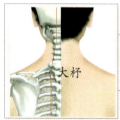

●精准定位
在脊柱区，第1胸椎棘突下，后正中线旁开1.5寸。

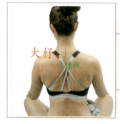

●简便取穴
低头屈颈，颈背交界处椎骨高突向下推1个椎体，下缘旁开2横指处即是。

【功效】强筋骨，清邪热。

【主治】①咳嗽，发热；②项强，肩背痛。

【按摩】按摩、拍打大杼穴，每天拍打按揉2～3次，每次10分钟，可以促进气血畅通。

风门（Fēngmén，BL12）

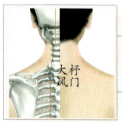

●精准定位
在脊柱区，第2胸椎棘突下，后正中线旁开1.5寸。

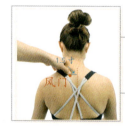

●简便取穴
低头屈颈，颈背交界处椎骨高突向下推2个椎体，下缘旁开2横指处即是。

【功效】宣肺解表，益气固表。

【主治】①感冒，咳嗽，发热，头痛；②颈项强痛，胸背痛。

【按摩】强力按压此穴位，即可使身心作用旺盛，又能控制体内钙与磷的代谢。

肺俞 (Fèishū, BL13)

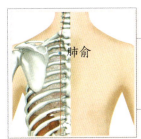
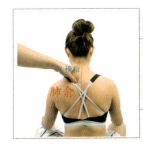

●精准定位 在脊柱区，第3胸椎棘突下，后正中线旁开1.5寸。

●简便取穴 低头屈颈，颈背交界处椎骨高突向下推3个椎体，下缘旁开2横指处即是。

【功效】解表宣肺，肃降肺气。

【主治】①咳嗽，气喘，咯血；②骨蒸潮热，盗汗；③瘙痒，瘾疹。

【按摩】两手拇指指腹放置在肺俞穴上，逐渐用力下压，按而揉之，使患处产生酸、麻、胀、重的感觉。

厥阴俞 (Juéyīnshū, BL14)

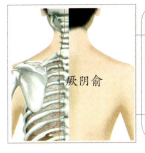
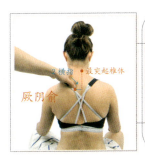

●精准定位 在脊柱区，第4胸椎棘突下，后正中线旁开1.5寸。

●简便取穴 低头屈颈，颈背交界处椎骨高突向下推4个椎体，下缘旁开2横指处即是。

【功效】宽胸理气，活血止痛。

【主治】①心痛，心悸；②咳嗽，胸闷；③呕吐。

【按摩】无论是急性咳嗽还是喉咙有异物感造成的咳嗽，只要用力按压厥阴俞穴6秒钟（前提是必须边吐气边进行），重复3次，可止咳。

心俞 (Xīnshū, BL15)

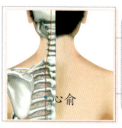

● 精准定位
在脊柱区,第5胸椎棘突下,后正中线旁开1.5寸。

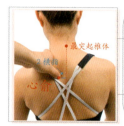

● 简便取穴
肩胛骨下角水平连线与脊柱相交椎体处,往上推2个椎体,正中线旁开2横指处。

【功效】活血理气,清心宁志。

【主治】①心痛,惊悸,失眠,健忘,癫痫;②咳嗽,咯血;③盗汗,遗精。

【按摩】以一手掌置于心俞穴进行揉法,顺时针揉3～5分钟后,再揉另一侧,力度要轻柔。

督俞 (Dūshū, BL16)

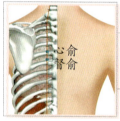

● 精准定位
在脊柱区,第6胸椎棘突下,后正中线旁开1.5寸。

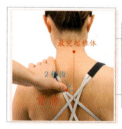

● 简便取穴
肩胛骨下角水平连线与脊柱相交椎体处,往上推1个椎体,正中线旁开2横指处。

【功效】理气止痛,强心通脉。

【主治】①心痛,胸闷;②气喘;③腹胀,腹痛,肠鸣,呃逆。

【按摩】按摩者以手指指腹或指节按摩督俞穴,也可用手掌按揉。

膈俞 (Géshū, BL17)

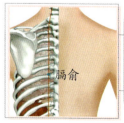

● 精准定位
在脊柱区,第7胸椎棘突下,后正中线旁开1.5寸。

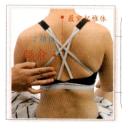

● 简便取穴
肩胛骨下角水平连线与脊柱相交椎体处,正中线旁开2横指处。

【功效】理气宽胸，活血通脉。

【主治】①血瘀诸证；②呕吐，呃逆，气喘，吐血；③瘾疹，皮肤瘙痒；④贫血；⑤潮热，盗汗。

【按摩】两手置于被按摩者上背部，双手拇指指腹分别按揉两侧的膈俞穴。按揉的手法要均匀、柔和，以局部有酸痛感为佳。

肝俞 (Gānshū, BL18)

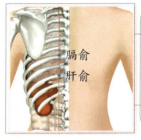

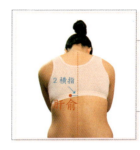

●精准定位 在脊柱区，第9胸椎棘突下，后正中线旁开1.5寸。

●简便取穴 肩胛骨下角水平连线与脊柱相交椎体处，往下推2个椎体，正中线旁开2横指处。

【功效】疏肝利胆，理气明目。

【主治】①胁痛，黄疸；②目赤，目视不明，目眩，夜盲，迎风流泪；③癫狂痫；④脊背痛。

【按摩】指压肝俞穴，能使胃功能恢复正常，对于缓解宿醉也有显著功效。

胆俞 (Dǎnshū, BL19)

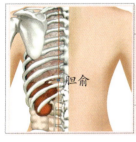

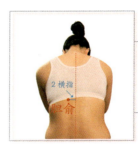

●精准定位 在脊柱区，第10胸椎棘突下，后正中线旁开1.5寸。

●简便取穴 肩胛骨下角水平连线与脊柱相交椎体处，往下推3个椎体，正中线旁开2横指处。

【功效】疏肝利胆，清热化湿。

【主治】①黄疸，口苦，胁痛；②肺痨，潮热。

【按摩】按压胆俞穴时，一边吐气一边用力按压6秒钟，每次按压5下，每天5次。

脾俞 （Píshū，BL20）

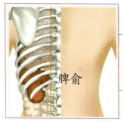
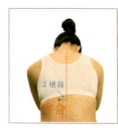

● 精准定位 在脊柱区，第11胸椎棘突下，后正中线旁开1.5寸。

● 简便取穴 肚脐水平线与脊柱相交椎体处，往上推3个椎体，正中线旁开2横指处即是。

【功效】健脾和胃，利湿升清。

【主治】①腹胀，纳呆，呕吐，腹泻，痢疾，便血，水肿；②多食善饥，身体消瘦；③背痛。

【按摩】两手拇指指腹放置在被按摩者的脾俞穴上，逐渐用力下压，按而揉之，以产生酸、麻、胀、重的感觉为度。

胃俞 （Wèishū，BL21）

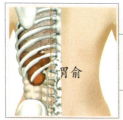
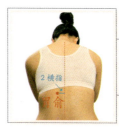

● 精准定位 在脊柱区，第12胸椎棘突下，后正中线旁开1.5寸。

● 简便取穴 肚脐水平线与脊柱相交椎体处，往上推2个椎体，正中线旁开2横指处即是。

【功效】和胃健脾，理中降逆。

【主治】①胃脘痛，呕吐，腹胀，肠鸣；②多食善饥，身体消瘦。

【按摩】用两手掌按压，再以画圈的方法揉按此穴。

三焦俞 （Sānjiāoshū，BL22）

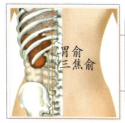
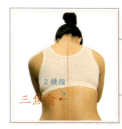

● 精准定位 在脊柱区，第1腰椎棘突下，后正中线旁开1.5寸。

● 简便取穴 肚脐水平线与脊柱相交椎体处，往上推1个椎体，正中线旁开2横指处即是。

【功效】通利三焦，温阳化湿。

【主治】①肠鸣，腹胀，呕吐，腹泻，痢疾；②小便不利，水肿；③腰背强痛。

【按摩】用拇指指腹点压此穴，点压时一边缓缓吐气，一边强压6秒钟，如此重复20次。

肾俞 （Shènshū, BL23）

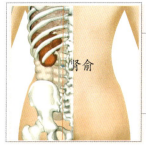

● 精准定位
在脊柱区，第2腰椎棘突下，后正中线旁开1.5寸。

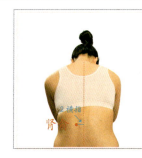

● 简便取穴
肚脐水平线与脊柱相交椎体处，正中线旁开2横指处即是。

【功效】益肾助阳，强腰利水。

【主治】①头晕，耳鸣，耳聋，腰酸痛；②遗尿，遗精，阳痿，早泄，不育；③月经不调，带下，不孕；④消渴。

【按摩】每日临睡前，坐于床边垂足解衣，舌抵上腭，目视头顶，两手摩擦双肾俞穴，每次10～15分钟。

气海俞 （Qìhǎishū, BL24）

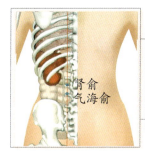

● 精准定位
在脊柱区，第3腰椎棘突下，后正中线旁开1.5寸。

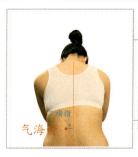

● 简便取穴
肚脐水平线与脊柱相交椎体处，往下推1个椎体，正中线旁开2横指处即是。

【功效】益肾壮阳，调经止痛。

【主治】①肠鸣，腹胀；②痛经；③腰痛。

【按摩】以手指指腹或指节向下按压，并作圈状按摩。

大肠俞 （Dàchángshū, BL25）

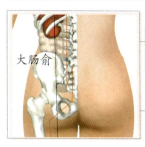 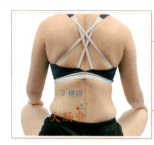

● 精准定位 在脊柱区，第4腰椎棘突下，后正中线旁开1.5寸。

● 简便取穴 两侧髂前上棘连线与脊柱交点，旁开2横指处即是。

【功效】理气降逆，调和肠胃。

【主治】①腰腿痛；②腹胀，腹泻，便秘。

【按摩】按摩时，先将手搓热，然后一边缓缓吐气一边强压大肠俞穴6秒钟，如此重复10次。

关元俞 （Guānyuánshū, BL26）

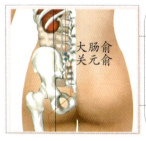 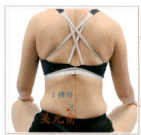

● 精准定位 在脊柱区，第5腰椎棘突下，后正中线旁开1.5寸。

● 简便取穴 两侧髂前上棘连线与脊柱交点，往下推1个椎体，旁开2横指处即是。

【功效】培补元气，调理下焦。

【主治】①腹胀，泄泻；②腰骶痛；③小便频数或不利，遗尿。

【按摩】指压此穴，可以延长性欲时间，提高男性勃起功能。

小肠俞 （Xiǎochángshū, BL27）

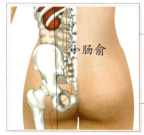 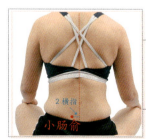

● 精准定位 在骶区，横平第1骶后孔，骶正中嵴旁开1.5寸。

● 简便取穴 两侧髂前上棘连线与脊柱交点，往下推2个椎体，旁开2横指处即是。

【功效】通调二便，清热利湿。

【主治】①遗精，遗尿，尿血，尿痛，带下；②腹泻，痢疾；③疝气；④腰骶痛。

【按摩】指压小肠俞时，一边缓缓吐气一边强压 6 秒钟，如此重复 10 次。

膀胱俞（Pángguāngshū, BL28）

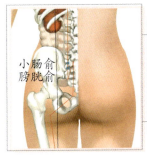

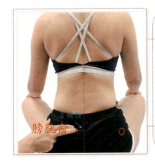

●精准定位 在骶区，横平第 2 骶后孔，骶正中嵴旁开 1.5 寸。

●简便取穴 两侧髂前上棘连线与脊柱交点，往下推 3 个椎体，旁开 2 横指处即是。

【功效】通利下焦，清利湿热，通经活络。

【主治】①小便不利，遗尿；②腰脊强痛；③腹泻，便秘。

【按摩】点揉指压膀胱俞穴，按摩者两手置于被按摩者腰骶部，双手拇指指腹分别按揉两侧的膀胱俞穴。

中膂俞（Zhōnglǚshū, BL29）

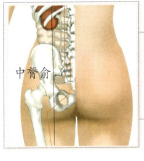

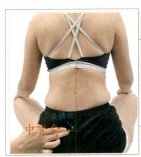

●精准定位 在骶区，横平第 3 骶后孔，骶正中嵴旁开 1.5 寸。

●简便取穴 两侧髂前上棘连线与脊柱交点，往下推 4 个椎体，旁开 2 横指处即是。

【功效】益肾温阳，调理下焦。

【主治】①腹泻；②疝气；③腰骶痛。

【按摩】用中指指腹揉按中膂俞，每次 1～3 分钟。

白环俞（Báihuánshū, BL30）

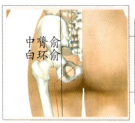
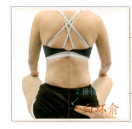

- 精准定位 在骶区，横平第4骶后孔，骶正中嵴旁开1.5寸。
- 简便取穴 两侧髂前上棘连线与脊柱交点，往下推5个椎体，旁开2横指处即是。

【功效】益肾固精，调理经带。

【主治】①遗尿，遗精；②月经不调，带下；③疝气；④腰骶痛。

【按摩】以手指指腹或指节向下按压此穴，并作圈状按摩。

上髎（Shàngliáo, BL31）

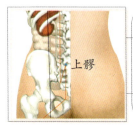
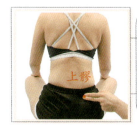

- 精准定位 在骶区，正对第1骶后孔中。
- 简便取穴 正坐或俯卧，在第1骶后孔处取穴。

【功效】补益下焦，清利湿热。

【主治】①大小便不利；②月经不调，带下，阴挺；③遗精，阳痿；④腰骶痛。

【按摩】以拇指在前，四指在后的姿势，两手抵住腰部，以中指用力按压上髎穴。

次髎（Cìliáo, BL32）

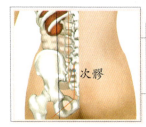
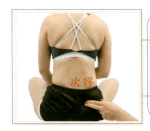

- 精准定位 在骶区，正对第2骶后孔中。
- 简便取穴 正坐或俯卧，在第2骶后孔处取穴。

【功效】补益下焦，强腰利湿。

【主治】①月经不调，痛经，带下；②小便不利；③遗精，阳痿等；④疝气；⑤腰骶痛，下肢痿痹。

【按摩】将一手握空拳，用拳背去叩击腰骶部，双手可以分别在两侧同时叩击，叩击的力量可稍大些。

中髎 (Zhōngliáo，BL33)

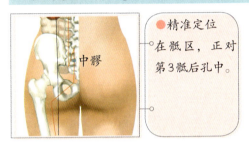
●精准定位
在骶区，正对第3骶后孔中。

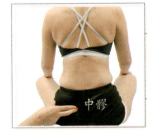
●简便取穴
正坐或俯卧，在第3骶后孔处取穴。

【功效】补益下焦，清利湿热。

【主治】①便秘，泄泻；②小便不利；③月经不调，带下；④腰骶痛。

【按摩】将一手握空拳，用拳背去叩击腰骶部，双手可以分别在两侧同时叩击，叩击的力量可稍大些。

下髎 (Xiàliáo，BL34)

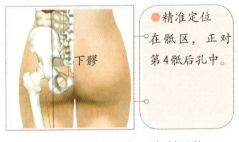
●精准定位
在骶区，正对第4骶后孔中。

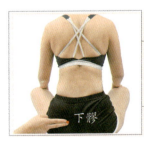
●简便取穴
正坐或俯卧，在第4骶后孔处取穴。

【功效】补益下焦，清利湿热。

【主治】①腹痛，便秘；②小便不利；③带下；④腰骶痛。

【按摩】将一手握空拳，用拳背去叩击腰骶部，双手可以分别在两侧同时叩击，叩击的力量可稍大些。

会阳（Huìyáng, BL35）

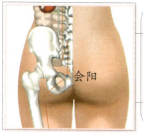

● 精准定位
在骶区，尾骨端旁开0.5寸。

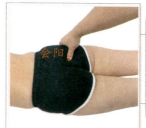

● 简便取穴
顺着脊柱向下摸到尽头，旁开半个拇指处即是。

【功效】清热利湿，理气升阳。

【主治】①痔疾，腹泻，便血；②阳痿；③带下。

【按摩】俯卧，双脚稍微分开，按摩者以拇指指腹进行指压，力度要适中。

承扶（Chéngfú, BL36）

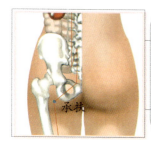

● 精准定位
在股后区，臀沟的中点。

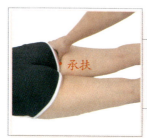

● 简便取穴
臀下横纹正中点，按压有酸胀感处即是。

【功效】舒筋活络，调理下焦。

【主治】①腰、骶、臀、股部疼痛；②痔疾。

【按摩】背挺直，肛门夹紧，慢慢吸气，用除拇指以外的四指指腹按压此穴，往上按压6秒钟时，将气吐出，如此重复10次，每天早、晚各10次。

殷门（Yīnmén, BL37）

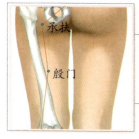

● 精准定位
在股后区，臀沟下6寸，股二头肌与半腱肌之间。

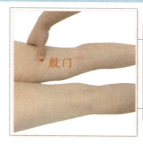

● 简便取穴
先找到承扶穴，与膝盖后面凹陷中央的腘横纹中点，二者连线，承扶穴下8横指处即是。

【功效】清热利湿，理气升阳。

【主治】腰痛，下肢痿痹。

【按摩】用小木槌轮换敲打两侧殷门穴各300次，力度适中。

浮郄 (Fúxì, BL38)

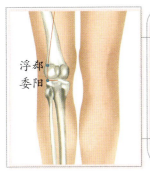

● 精准定位
在膝后区，腘横纹上1寸，股二头肌腱的内侧缘。

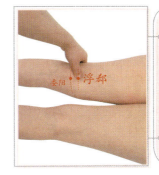

● 简便取穴
先找到委阳穴，向上1横指处即是。

【功效】清热降温，舒筋通络。

【主治】①股腘疼痛，麻木；②便秘。

【按摩】用食指指腹点揉浮郄穴3～5分钟。

委阳 (Wěiyáng, BL39)

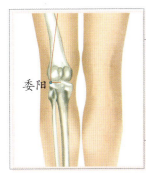

● 精准定位
在膝部，腘横纹上，股二头肌腱的内侧缘。

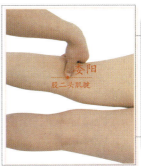

● 简便取穴
膝盖后面凹陷中央的腘横纹外侧，股二头肌腱内侧即是。

【功效】疏利三焦，通经活络。

【主治】①腹满，小便不利；②腰脊强痛，腿足挛痛。

【按摩】用拇指指端按委阳穴1分钟，左右腿交替5～8次。

委中 (Wěizhōng, BL40)

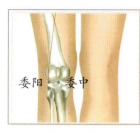

●精准定位 在膝后区,腘横纹中点。

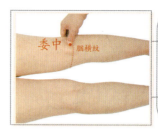

●简便取穴 膝盖后面凹陷中央的腘横纹中点即是。

【功效】通经活络,活血化瘀,清热凉血,开窍启闭,定志安神。

【主治】①腰背痛,下肢痿痹;②腹痛,急性吐泻;③瘾疹,丹毒;④小便不利,遗尿。

【按摩】用两手拇指端按压两侧委中穴,力度以稍感酸痛为宜,一压一松为1次,连做10～20次。

附分 (Fùfēn, BL41)

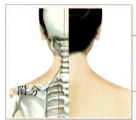

●精准定位 在脊柱区,第2胸椎棘突下,后正中线旁开3寸。

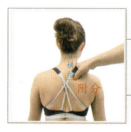

●简便取穴 低头屈颈,颈背交界处椎骨高突向下推2个椎体,下缘旁开4横指处即是。

【功效】舒筋活络,疏风散邪。

【主治】颈项强痛,肩背拘急,肘臂麻木。

【按摩】用拇指指腹点压此处,点压时一边缓缓吐气,一边强压6秒钟,如此重复20次。

魄户 (Pòhù, BL42)

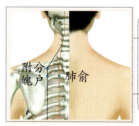

●精准定位 在脊柱区,第3胸椎棘突下,后正中线旁开3寸。

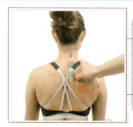

●简便取穴 低头屈颈,颈背交界处椎骨高突向下推3个椎体,下缘旁开4横指处即是。

【功效】理气降逆，舒筋活络。

【主治】①咳嗽，气喘，肺痨；②颈项强痛，肩背痛。

【按摩】用两手手指指腹按、揉压此穴，每次2分钟。

膏肓 (Gāohuāng，BL43)

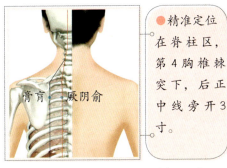

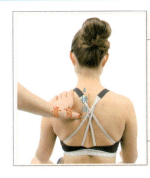

● 精准定位 在脊柱区，第4胸椎棘突下，后正中线旁开3寸。

● 简便取穴 低头屈颈，颈背交界处椎骨高突向下推4个椎体，下缘旁开4横指处即是。

【功效】益气补虚，通宣理肺。

【主治】①咳嗽，气喘，肺痨；②健忘，遗精，盗汗，羸瘦等虚劳诸证；③肩胛痛。

【按摩】把椅子反过来坐，人趴在椅背上，充分展开两个肩胛，将两侧肩胛骨向后挤压，就是在挤压膏肓穴。

神堂 (Shéntáng，BL44)

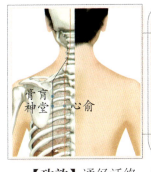

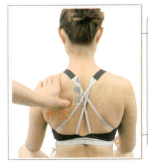

● 精准定位 在脊柱区，第5胸椎棘突下，后正中线旁开3寸。

● 简便取穴 低头屈颈，颈背交界处椎骨高突向下推5个椎体，下缘旁开4横指处即是。

【功效】通经活络，宣肺理气。

【主治】①咳嗽，气喘，胸闷；②脊背强痛。

【按摩】用右手的食指和中指顺时针方向按压神堂穴36圈，再逆时针方向按压36圈。

谚语 (Yìxǐ, BL45)

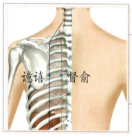
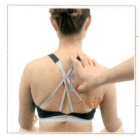

●精准定位
在脊柱区，第6胸椎棘突下，后正中线旁开3寸。

●简便取穴
肩胛骨下角水平连线与脊柱相交椎体处，往上推1个椎体，正中线旁开4横指处即是。

【功效】宣肺理气，通络止痛。

【主治】①咳嗽，气喘；②肩背痛；③疟疾，热病。

【按摩】用拇指指腹按揉此穴，每天早、晚各1次，每次3分钟。

膈关 (Géguān, BL46)

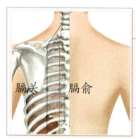
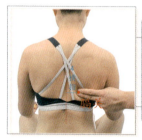

●精准定位
在脊柱区，第7胸椎棘突下，后正中线旁开3寸。

●简便取穴
肩胛骨下角水平连线与脊柱相交椎体处，正中线旁开4横指处即是。

【功效】宽胸理气，和胃降逆。

【主治】①胸闷，嗳气，呕吐；②脊背强痛。

【按摩】用两手手指指腹轻轻揉压膈关穴，每次2分钟。

魂门 (Húnmén, BL47)

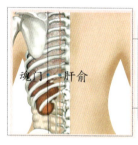
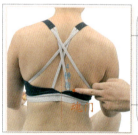

●精准定位
在脊柱区，第9胸椎棘突下，后正中线旁开3寸。

●简便取穴
肩胛骨下角水平连线与脊柱相交椎体处，往下推2个椎体，正中线旁开4横指处即是。

【功效】疏肝理气，降逆和胃。

【主治】①胸胁痛，背痛；②呕吐，腹泻。

【按摩】以手指指腹或指节向下按压魂门穴，并作圈状按摩。

阳纲（Yánggāng，BL48）

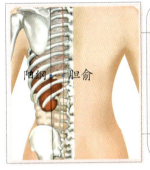

● 精准定位
在脊柱区，第10胸椎棘突下，后正中线旁开3寸。

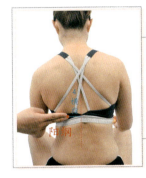

● 简便取穴
肩胛骨下角水平连线与脊柱相交椎体处，往下推3个椎体，正中线旁开4横指处即是。

【功效】疏肝利胆，健脾和中。

【主治】①肠鸣，腹痛，腹泻；②黄疸；③消渴。

【按摩】以手指指腹或指节向下按压阳纲穴，并作圈状按摩。

意舍（Yìshè，BL49）

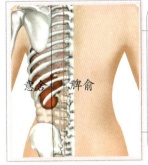

● 精准定位
在脊柱区，第11胸椎棘突下，后正中线旁开3寸。

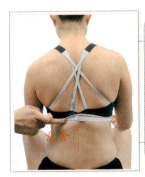

● 简便取穴
肚脐水平线与脊柱相交椎体处，往上推3个椎体，正中线旁开4横指处即是。

【功效】健脾和胃，利胆化湿。

【主治】腹胀，肠鸣，呕吐，腹泻。

【艾灸】艾炷灸3～7壮，或艾条灸5～15分钟。

胃仓 (Wèicāng, BL50)

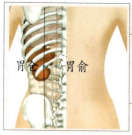

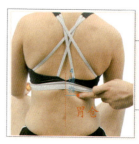

- 精准定位 在脊柱区，第12胸椎棘突下，后正中线旁开3寸。
- 简便取穴 肚脐水平线与脊柱相交椎体处，往上推2个椎体，正中线旁开4横指处即是。

【功效】和胃健脾，消食导滞。

【主治】①胃脘痛，腹胀，小儿食积；②水肿；③背脊痛。

【按摩】以手指指腹或指节向下按压胃仓穴，并作圈状按摩。

肓门 (Huāngmén, BL51)

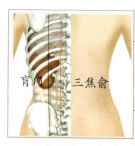

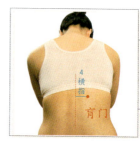

- 精准定位 在腰区，第1腰椎棘突下，后正中线旁开3寸。
- 简便取穴 肚脐水平线与脊柱相交椎体处，往上推1个椎体，正中线旁开4横指处即是。

【功效】理气和胃，清热消肿。

【主治】①腹痛，胃痛，便秘，痞块；②乳疾。

【按摩】以手指指腹或指节向下按压10秒后松手，如此反复5次，并作圈状按摩。

志室 (Zhìshì, BL52)

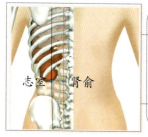

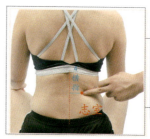

- 精准定位 在腰区，第2腰椎棘突下，后正中线旁开3寸。
- 简便取穴 肚脐水平线与脊柱相交椎体处，正中线旁开4横指处即是。

【功效】补肾壮腰，益精填髓。

【主治】①遗精，阳痿；②小便不利，水肿；③腰脊强痛。

【按摩】双手拇指指腹分别按揉两侧的志室穴，按揉的手法要均匀、柔和、渗透，以局部有酸痛感为佳。

胞肓（Bāohuāng，BL53）

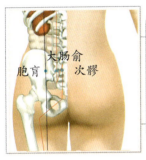

● 精准定位

在骶区，横平第2骶后孔，骶正中嵴旁开3寸。

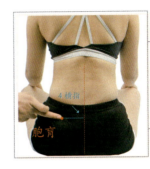

● 简便取穴

两侧髂前上棘连线与脊柱交点，往下推3个椎体，旁开4横指处即是。

【功效】补肾强腰，通利二便。

【主治】①肠鸣，腹胀，便秘；②癃闭；③腰脊强痛。

【按摩】以手指指腹或指节向下按压10秒后松手，如此反复5次，并作圈状按摩。

秩边（Zhìbiān，BL54）

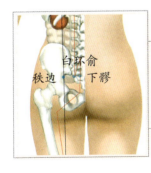

● 精准定位

在骶区，横平第4骶后孔，骶正中嵴旁开3寸。

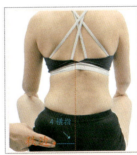

● 简便取穴

两侧髂前上棘连线与脊柱交点，往下推5个椎体，旁开4横指处即是。

【功效】健腰腿，利下焦。

【主治】①腰骶痛，下肢痿痹；②小便不利，癃闭；③便秘，痔疾；④阴痛。

【按摩】先用深沉力度揉按秩边穴，接着按顺、反时针方向旋转揉按各60圈，直到皮肤发热以后，再用手掌拍打穴位的周围，使周围的肌肉也放松，持续5分钟。

合阳 (Héyáng, BL55)

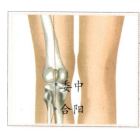
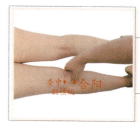

● 精准定位 在小腿后区, 腘横纹下2寸, 腓肠肌内、外侧头之间。

● 简便取穴 膝盖后面凹陷中央的腘横纹中点直下3横指处即是。

【功效】舒筋通络，调经止带，强健腰膝。

【主治】①腰脊强痛，下肢痿痹；②疝气；③崩漏。

【按摩】用拇指用力点下，注意要极度用力，使局部出现明显的酸胀感，努力上下探查，直到小腿出现麻感为佳。

承筋 (Chéngjīn, BL56)

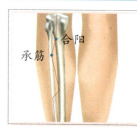
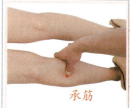

● 精准定位 在小腿后区, 腘横纹下5寸, 腓肠肌两肌腹之间。

● 简便取穴 小腿用力，后面肌肉明显隆起，中央按压有酸胀感处即是。

【功效】舒筋活络，强健腰膝，清泄肠热。

【主治】①腰腿拘急，疼痛；②痔疾。

【按摩】用拇指按揉或弹拨承筋穴100～200次，每天坚持，可缓解治疗腰腿痛。

承山 (Chéngshān, BL57)

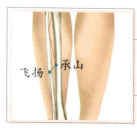
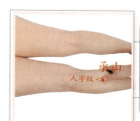

● 精准定位 在小腿后区, 腓肠肌两肌腹与肌腱交角处。

● 简便取穴 直立，小腿用力，在小腿的后面正中可见一人字纹，其下尖角可触及一凹陷处即是。

【功效】理气止痛，舒筋活络，消痔。

【主治】①腰腿拘急，疼痛；②痔疾，便秘；③腹痛，疝气。

【按摩】经常用拇指按揉或弹拨承山穴100～200次。

飞扬 (Fēiyáng, BL58)

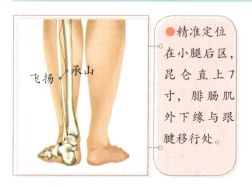

● 精准定位
在小腿后区，昆仑直上7寸，腓肠肌外下缘与跟腱移行处。

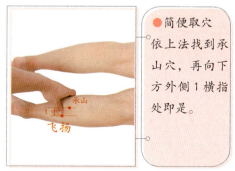

● 简便取穴
依上法找到承山穴，再向下方外侧1横指处即是。

【功效】清热安神，舒筋活络。

【主治】①腰腿疼痛；②头痛，目眩；③鼻塞，鼻衄；④痔疾。

【按摩】中老年人腰肌劳损时，可用手指按揉飞扬穴和委中穴，每次5分钟，不拘时做。

跗阳 (Fūyáng, BL59)

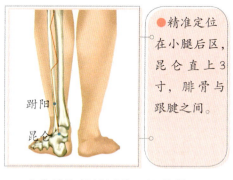

● 精准定位
在小腿后区，昆仑直上3寸，腓骨与跟腱之间。

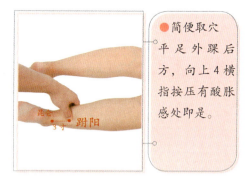

● 简便取穴
平足外踝后方，向上4横指按压有酸胀感处即是。

【功效】舒筋活络，退热散风。

【主治】①腰骶痛，下肢痿痹，外踝肿痛；②头痛。

【按摩】以两手拇指或屈拇指的指间关节桡侧，分别轻揉跗阳穴3～5分钟，可缓解腰扭伤。

昆仑（Kūnlún，BL60）

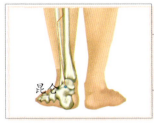

● 精准定位 在踝区，外踝尖与跟腱之间的凹陷中。

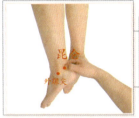

● 简便取穴 正坐垂足着地，外踝尖与跟腱之间凹陷处即是。

【功效】清热安神，舒筋活络。

【主治】①后头痛，项强，目眩；②腰骶疼痛，足踝肿痛；③癫痫；④滞产。

【按摩】用右手拇食指岔开，食指按在右足昆仑穴，拇指按在右足内踝下照海穴上，拇、食指同时用力捏拿50下；换左手捏拿左足昆仑穴50下。

仆参（Púcān，BL61）

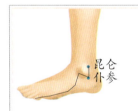

● 精准定位 在跟区，昆仑直下，跟骨外侧，赤白肉际处。

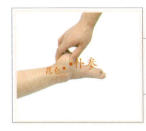

● 简便取穴 先找到昆仑穴，垂直向下1横指处即是。

【功效】强筋壮骨、通络止痛。

【主治】①下肢痿痹，足跟痛；②癫痫。

【按摩】用拇指指腹按揉此穴，每次1～3分钟，长期坚持按摩，可以缓解足跟痛、下肢麻木。

申脉（Shēnmài，BL62）

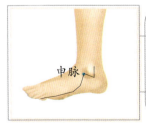

● 精准定位 在踝区，外踝尖直下，外踝下缘与跟骨之间凹陷中。

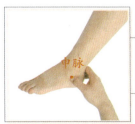

● 简便取穴 正坐垂足着地，外踝垂直向下可触及一凹陷，按压有酸胀感处即是。

【功效】舒筋活络，清热安神，舒利腰膝。

【主治】①头痛，眩晕；②失眠，癫狂痫；③腰腿酸痛。

【按摩】平时可以用艾灸或者用手指点揉刺激申脉穴，点按时会感觉到微微的酸胀。

金门（Jīnmén，BL63）

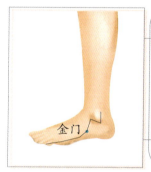

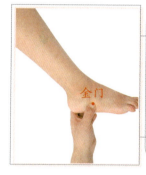

● 精准定位
在足背，外踝前缘直下，第5跖骨粗隆后方，骰骨下缘凹陷中。

● 简便取穴
正坐垂足着地，脚趾上翘可见一骨头凸起，外侧凹陷处（按压有酸胀感）即是。

【功效】安神开窍，通经活络。

【主治】①头痛，腰痛，下肢痿痹，外踝痛；②癫痫；③小儿惊风。

【按摩】用拇指指腹按揉此穴，每次1～3分钟。

京骨（Jīnggǔ，BL64）

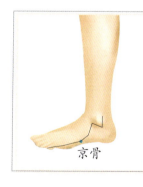

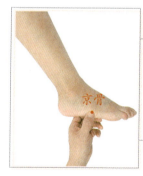

● 精准定位
在跖区，第5跖骨粗隆前下方，赤白肉际处。

● 简便取穴
沿小趾长骨往后推，可摸到一凸起，下方皮肤颜色深浅交界处（凹陷中）即是。

【功效】清热止痉，舒筋活络。

【主治】①头痛，项强；②腰腿痛；③癫痫。

【按摩】用拇指指腹按揉此穴，每次1～3分钟，可缓解头痛。

束骨 (Shùgǔ, BL65)

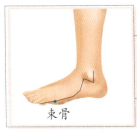
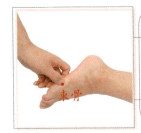

● 精准定位
在跖区，第5跖趾关节的近端，赤白肉际处。

● 简便取穴
沿小趾向上摸，摸到小趾与足部相连接的关节，关节后方皮肤颜色交界处（按压有酸胀感）即是。

【功效】疏经活络，散风清热，清利头目。

【主治】①头痛，项强，目眩；②腰腿痛；③癫狂。

【按摩】用拇指指腹按揉此穴，每次1～3分钟。

足通谷 (Zútōnggǔ, BL66)

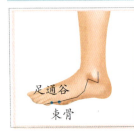
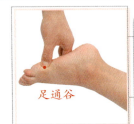

● 精准定位
在足趾，第5跖趾关节的远端，赤白肉际处。

● 简便取穴
沿小趾向上摸，摸到小趾与足部相连接的关节，关节前方皮肤颜色交界处（按压有酸胀感）即是。

【功效】清利头目。

【主治】①头痛，颈项强痛；②目眩，鼻衄；③癫狂。

【按摩】按揉或艾条灸左右两侧的足通谷穴，能祛寒，并对缓解腿脚发冷有明显的效果。

至阴 (Zhìyīn, BL67)

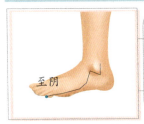
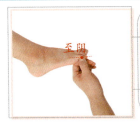

● 精准定位
在足趾，足小趾末节外侧，趾甲根角侧后方0.1寸（指寸）。

● 简便取穴
足小趾外侧，趾甲外侧缘与下缘各作一垂线交点处即是。

【功效】正胎催产，理气活血，清利头目。

【主治】①胎位不正，滞产；②头痛，目痛；③鼻塞，鼻衄。

【按摩】用拇指指腹按揉此穴，每次1～3分钟。

第九章 足少阴肾经

足少阴肾经，起于足小趾下，斜走足心，行舟骨粗隆下，经内踝的后方，向下进入足跟中，沿小腿内侧上行，经腘窝内侧，沿大腿内侧后缘上行，贯脊柱，属于肾，络于膀胱。其直行支脉，从肾脏向上经过肝、膈，进入肺脏，沿着喉咙，夹舌根旁；另一支脉，从肺分出，联络心，流注于胸中。

【经脉病候】

咯血，气喘，舌干，咽喉肿痛，水肿，大便秘结，泄泻，腰痛，脊股内后侧痛，痿弱无力，足心热等。

【主治概要】

1. 头面五官病症：头痛，目眩，咽喉肿痛，齿痛，耳聋，耳鸣等。
2. 妇科、前阴病症：月经不调，遗精，阳痿，小便频数等。
3. 经脉循行部位的其他病症：下肢厥冷，内踝肿痛等。

经穴歌诀

足少阴肾二十七，涌泉然谷与太溪，大钟水泉出照海，复溜交信筑宾立，
阴谷横骨趋大赫，气穴四满中注得，肓俞商曲石关蹲，阴都通谷幽门值，
步廊神封出灵墟，神藏彧中俞府毕。

涌泉 (Yǒngquán, KI1)

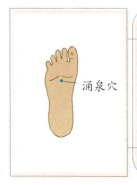

● 精准定位
在足底,屈足卷趾时足心最凹陷中;约当足底第2、3趾蹼缘与足跟连线的前1/3与后2/3交点凹陷中。

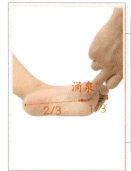

● 简便取穴
屈足卷趾,足底前1/3处可见有一凹陷处,按压有酸胀感处即是。

【功效】滋肾益阴,平肝息风。

【主治】①昏厥,中暑,小儿惊风,癫狂痫;②头痛,头晕,目眩,失眠;③咯血,咽喉肿痛,喉痹,失音;④大便难,小便不利;⑤奔豚气;⑥足心热。

【按摩】用手指和掌心从足跟向前用力推擦涌泉穴,每次1~3分钟。

然谷 (Rángǔ, KI2)

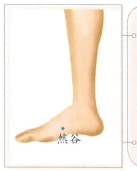

● 精准定位
在足内侧,足舟骨粗隆下方,赤白肉际处。

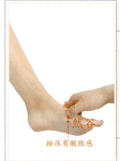

● 简便取穴
坐位垂足,内踝前下方明显骨性标志——舟骨,前下方凹陷处(按压有酸胀感)即是。

【功效】泄热,消胀,宁神。

【主治】①月经不调,阴挺,阴痒,白浊;②遗精,阳痿,小便不利;③咯血,咽喉肿痛;④消渴;⑤下肢痿痹,足跗痛;⑥小儿脐风,口噤;⑦腹泻。

【按摩】拇指用力向下按然谷穴,按下去后马上放松,重复10~20次。

太溪 (Tàixī, KI3)

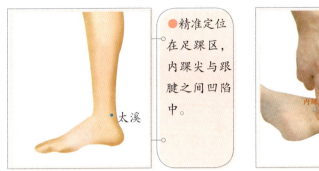
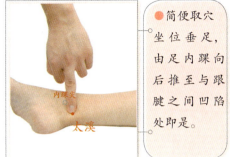

● 精准定位 在足踝区，内踝尖与跟腱之间凹陷中。

● 简便取穴 坐位垂足，由足内踝向后推至与跟腱之间凹陷处即是。

【功效】滋阴益肾，强腰壮阳。

【主治】①头痛，目眩，失眠，健忘，遗精，阳痿；②咽喉肿痛，齿痛，耳鸣，耳聋；③咳嗽，气喘，咯血，胸痛；④消渴，小便频数，便秘；⑤月经不调；⑥腰脊痛，下肢厥冷，内踝肿痛。

【按摩】用拇指指腹按压太溪穴，按压时先按顺时针方向旋按20次，然后再按逆时针旋按20次。

大钟 (Dàzhōng, KI4)

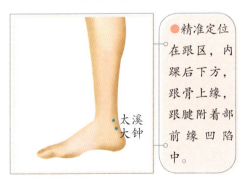
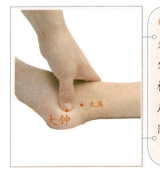

● 精准定位 在跟区，内踝后下方，跟骨上缘，跟腱附着部前缘凹陷中。

● 简便取穴 先找到太溪穴，向下半横指，再向后平推至凹陷处即是。

【功效】益肾平喘，调理二便。

【主治】①痴呆；②癃闭，遗尿，便秘；③月经不调；④咯血，气喘；⑤腰脊强痛，足跟痛。

【按摩】按揉大钟穴30～50次，也可用指腹按住此处6秒钟，然后慢慢松开，如此反复按压，不拘时做。

水泉 (Shuǐquán, KI5)

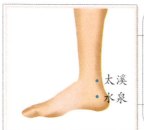
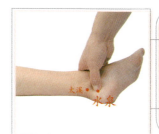

● 精准定位 在跟区,太溪直下1寸,跟骨结节内侧凹陷中。

● 简便取穴 先找到太溪穴,直下1横指,按压有酸胀感处即是。

【功效】清热益肾,通经活络。

【主治】①月经不调,痛经,阴挺;②小便不利,淋证,血尿。

【按摩】用拇指指腹按揉水泉穴,每次1~3分钟。

照海 (Zhàohǎi, KI6)

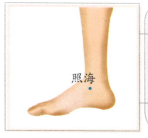
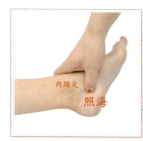

● 精准定位 在踝区,内踝尖下1寸,内踝下缘边际凹陷中。

● 简便取穴 坐位垂足,由内踝尖垂直向下推,至下缘凹陷处,按压有酸痛感处即是。

【功效】滋阴清热,调经止痛。

【主治】①失眠,癫痫;②咽喉干痛,目赤肿痛;③月经不调,痛经,带下,阴挺;④小便频数,癃闭。

【按摩】用拇指指腹按压照海穴,每次3~5分钟。

复溜 (Fùliū, KI7)

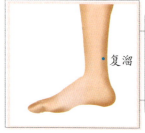
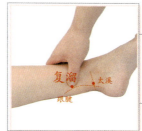

● 精准定位 在小腿内侧,内踝尖上2寸,跟腱的前缘。

● 简便取穴 先找到太溪穴,直上3横指,跟腱前缘处,按压有酸胀感处即是。

【功效】补肾益阴，温阳利水。

【主治】①水肿，汗证（无汗或多汗）；②腹胀，腹泻，肠鸣；③腰脊强痛，下肢痿痹。

【按摩】用拇指指腹点揉复溜穴，点揉的力度要均匀、柔和、浸透，每次点揉3～5分钟。

交信 (Jiāoxìn, KI8)

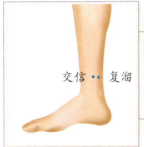

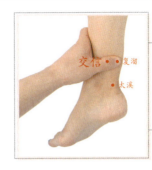

● 精准定位 在小腿内侧，在内踝尖上2寸，胫骨内侧缘后际凹陷中；复溜前0.5寸。

● 简便取穴 先找到太溪穴，直上3横指，再前推至胫骨后凹陷处即是。

【功效】益肾调经，调理二便。

【主治】①月经不调，崩漏，阴挺，阴痒；②腹泻，便秘，痢疾；③五淋；④疝气。

【按摩】女性月经不调或者有崩漏、淋漓不止等症时，揉交信穴可以得到改善。

筑宾 (Zhùbīn, KI9)

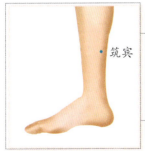

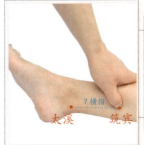

● 精准定位 在小腿内侧，当太溪与阴谷的连线上，太溪上5寸，腓肠肌肌腹的内下方。

● 简便取穴 先找到太溪穴，直上量7横指，按压有酸胀感处即是。

【功效】理下焦，清神。

【主治】①癫狂；②疝气；③呕吐涎沫，吐舌；④小腿内侧痛。

【按摩】用拇指指腹按揉筑宾穴，每次3～5分钟。

阴谷 (Yīngǔ, KI10)

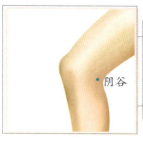
● 精准定位 在膝后区，腘横纹上，半腱肌肌腱外侧缘。

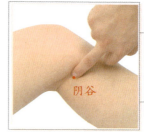
● 简便取穴 微屈膝，在腘窝横纹内侧可触及两条筋，两筋之间凹陷处即是。

【功效】益肾调经，理气止痛。

【主治】①癫狂；②阳痿，小便不利，月经不调，崩漏；③膝股内侧痛。

【按摩】按摩阴谷穴时，一边缓缓吐气，一边左右同时用力按压两侧阴谷穴各6秒钟，至有痛感为度，每天按压30次。

横骨 (Hénggǔ, KI11)

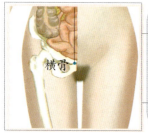
● 精准定位 在下腹部，脐中下5寸，前正中线旁开0.5寸。

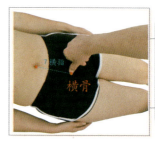
● 简便取穴 仰卧，肚脐下7横指处，再旁开半横指处即是。

【功效】益肾助阳，调理下焦。

【主治】①少腹胀痛；②小便不利，遗尿，遗精，阳痿；③疝气。

【按摩】用拇指按揉横骨穴100～200次，每天坚持，能够缓解疝气、阳痿。

大赫 (Dàhè, KI12)

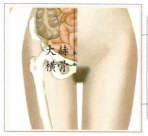
● 精准定位 在下腹部，脐中下4寸，前正中线旁开0.5寸。

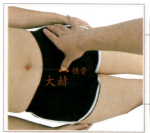
● 简便取穴 仰卧，依上法找到横骨穴，向上1横指处即是。

【功效】温肾助阳，调经止带。

【主治】①遗精，阳痿；②阴挺，带下，月经不调；③泄泻，痢疾。

【按摩】双手的食指、中指、无名指分别按摩两侧的大赫穴，保持30秒。

气穴（Qìxué，KI13）

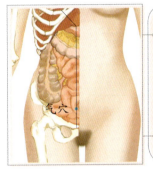

●精准定位 在下腹部，脐中下3寸，前正中线旁开0.5寸。

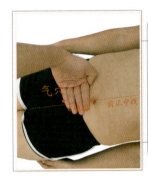

●简便取穴 仰卧，肚脐下4横指处，再旁开半横指处即是。

【功效】补益肾气，调理下焦。

【主治】①月经不调，带下，不孕；②小便不利；③腹泻；④奔豚气。

【按摩】手掌的四指并拢，拇指收起，用双手的四指指腹轻轻压揉此穴，每日早、晚各1次，每次压揉1～3分钟。

四满（Sìmǎn，KI14）

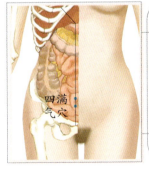

●精准定位 在下腹部，脐中下2寸，前正中线旁开0.5寸。

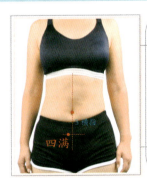

●简便取穴 仰卧，肚脐下3横指处，再旁开半横指处即是。

【功效】理气健脾，清热调经。

【主治】①月经不调，崩漏，带下，产后恶露不净；②遗精，遗尿；③小腹痛；④便秘，水肿。

【按摩】用中指指腹按揉四满穴，每次1～3分钟。

中注（Zhōngzhù, KI15）

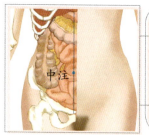
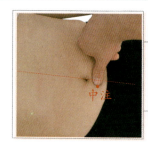

● 精准定位 在下腹部，脐中下1寸，前正中线旁开0.5寸。

● 简便取穴 仰卧，肚脐下1横指处，再旁开半横指处即是。

【功效】通便止泻，行气调经。

【主治】①月经不调；②腹痛，便秘，腹泻。

【按摩】用中指指腹按揉中注穴，每次1～3分钟。

肓俞（Huāngshū, KI16）

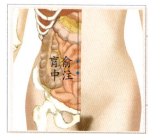
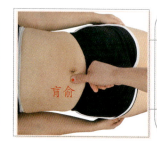

● 精准定位 在腹部，脐中旁开0.5寸。

● 简便取穴 仰卧，肚脐旁开半横指处即是。

【功效】理气止痛，润肠通便。

【主治】①腹痛绕脐，腹胀，腹泻，便秘；②疝气；③月经不调。

【按摩】用拇指指腹点按肓俞穴约1分钟，直到感觉酸胀为止，左右手交替进行。

商曲（Shāngqū, KI17）

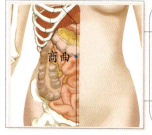
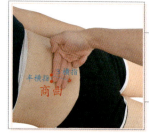

● 精准定位 在上腹部，脐中上2寸，前正中线旁开0.5寸。

● 简便取穴 仰卧，肚脐上3横指处，再旁开半横指处即是。

【功效】健脾和胃，消积止痛。

【主治】①胃痛，腹痛，腹胀，腹泻，便秘；②腹中积聚。

【按摩】用中指指尖稍微用力按揉商曲穴，以有热痛感为度；每天早、晚两侧各按揉一次，每次约 1～3 分钟。

石关 (Shíguān，KI18)

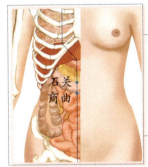

● 精准定位
在上腹部，脐中上3寸，前正中线旁开0.5寸。

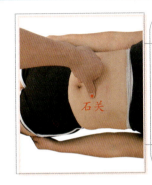

● 简便取穴
仰卧，肚脐上4横指处，再旁开半横指处即是。

【功效】滋阴清热，和中化湿。

【主治】①胃痛，呕吐，腹痛，便秘；②产后腹痛，不孕。

【按摩】用中指指尖垂直向下稍微用力按揉石关穴，以有热痛感为度；每天早、晚两侧各按揉 1 次，每次 1～3 分钟。

阴都 (Yīndū，KI19)

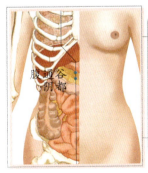

● 精准定位
在上腹部，脐中上4寸，前正中线旁开0.5寸。

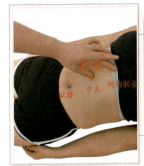

● 简便取穴
仰卧，剑胸联合与肚脐连线中点，再旁开半横指处即是。

【功效】调理肠胃，宽胸降逆。

【主治】胃痛，腹胀，便秘。

【按摩】点按阴都穴位处用力以能耐受为度，按时有胀与微酸感。

腹通谷（Fùtōnggǔ，KI20）

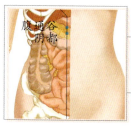

● 精准定位
在上腹部，脐中上5寸，前正中线旁开0.5寸。

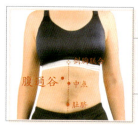

● 简便取穴
仰卧，剑胸联合与肚脐连线中点，直上1横指，再旁开半横指处即是。

【功效】健脾和胃，宽胸安神。

【主治】①腹痛，腹胀，胃痛，呕吐；②心痛，心悸，胸痛。

【按摩】用中指指腹按揉腹通谷穴，每次1～3分钟。

幽门（Yōumén，KI21）

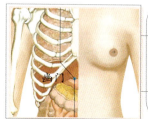

● 精准定位
在上腹部，脐中上6寸，前正中线旁开0.5寸。

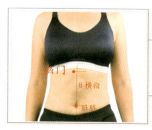

● 简便取穴
仰卧，肚脐上8横指，再旁开半横指处即是。

【功效】健脾和胃，降逆止呕。

【主治】腹痛，善哕，呕吐，腹胀，腹泻。

【按摩】用中指指腹点按幽门穴，用力以能耐受为度，按时有胀与微酸感。

步廊（Bùláng，KI22）

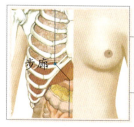

● 精准定位
在胸部，第5肋间隙，前正中线旁开2寸。

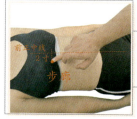

● 简便取穴
仰卧，自乳头向下第1个肋间隙，该肋间隙中，由前正中线旁开3横指处即是。

【功效】宽胸理气，止咳平喘。

【主治】①胸痛，咳嗽，气喘；②乳痈。

【按摩】用中指指腹点按步廊穴，用力以能耐受为度，按时有胀与微酸感。

神封 (Shénfēng, KI23)

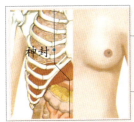
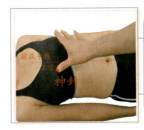

● 精准定位
在胸部，第4肋间隙，前正中线旁开2寸。

● 简便取穴
仰卧，在左右乳头连线的中心，即膻中穴位，神封是在膻中向左右外侧旁开约3横指处。

【功效】通乳消痈，降逆平喘。

【主治】①胸胁支满，咳嗽，气喘；②乳痈；③呕吐，食欲不振。

【按摩】用食指轻压神封穴，保持9秒钟，反复10～20次。

灵墟 (Língxū, KI24)

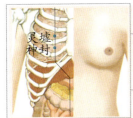
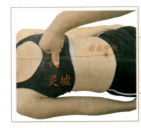

● 精准定位
在胸部，第3肋间隙，前正中线旁开2寸。

● 简便取穴
仰卧，自乳头垂直向上第1个肋间隙，该肋间隙中，由前正中线旁开3横指处即是。

【功效】宽胸理气，清热降逆。

【主治】①胸胁支满，咳嗽，气喘；②乳痈；③呕吐。

【按摩】用点按法按压此穴30秒，可缓解咳嗽、气喘。

神藏 (Shéncáng, KI25)

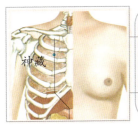
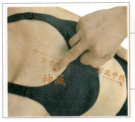

● 精准定位
在胸部，第2肋间隙，前正中线旁开2寸。

● 简便取穴
仰卧，自乳头垂直向上第2个肋间隙，该肋间隙中，由前正中线旁开3横指处即是。

【功效】宽胸理气。

【主治】①胸胁支满，咳嗽，气喘；②呕吐，食欲不振。

【按摩】用中指指腹按揉腹神藏穴，每次1～3分钟。

彧中 (Yùzhōng, KI26)

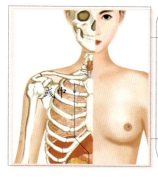

●精准定位
在胸部，第1肋间隙，前正中线旁开2寸。

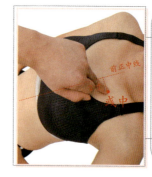

●简便取穴
仰卧，自乳头垂直向上第3个肋间隙，该肋间隙中，由前正中线旁开3横指处即是。

【功效】止咳平喘，降逆止呕。

【主治】咳嗽，气喘，胸胁支满，痰多。

【按摩】用食指指腹按揉本穴，或用刮痧板隔着衣服由上至下刮拭本穴，每次3～5分钟。

俞府 (Shūfǔ, KI27)

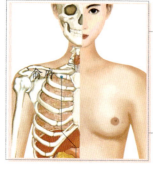

●精准定位
在胸部，锁骨下缘，前正中线旁开2寸。

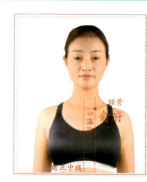

●简便取穴
仰卧，锁骨下可触及一凹陷，在此凹陷中，前正中线旁开3横指处即是。

【功效】止咳平喘，理气降逆。

【主治】咳嗽，气喘，胸痛。

【按摩】用中指指腹按揉俞府穴，每次1～3分钟。

第十章 手厥阴心包经

手厥阴心包经，起于胸中，属心包络，向下经过横膈自胸至腹依次联络上、中、下三焦。其支脉，从胸部向外侧循行，至腋下3寸处，再向上抵达腋部，沿上臂内侧下行于手太阴、手少阴经之间，进入肘中，再向下到前臂，沿两筋之间，进入掌中，循行至中指的末端。一支脉从掌中分出，沿无名指到指端。

【经脉病候】

心痛，胸闷，心悸，心烦，癫狂，腋肿，肘臂挛急，掌心发热等症。

【主治概要】

1. 心胸、神志病症：心痛，心悸，心烦，胸闷，癫狂痫等。
2. 胃腑病症：胃痛，呕吐等。
3. 经脉循行部位的其他病症：上臂内侧痛，肘臂挛麻，腕痛，掌中热等。

经穴歌诀

心包九穴天池近，天泉曲泽郄门认，
间使内关输大陵，劳宫中冲中指尽。

天池（Tiānchí，PC1）

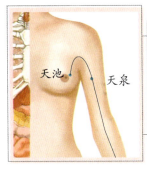

●精准定位
在胸部，第4肋间隙，前正中线旁开5寸。

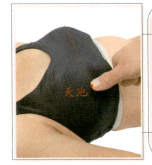

●简便取穴
仰卧，自乳头沿水平线向外侧旁开1横指，按压有酸胀感处即是。

【功效】活血化瘀，宽胸理气。

【主治】①咳嗽，痰多，胸闷，气喘，胸痛；②腋下肿痛，乳痈；③瘰疬。

【按摩】晚间顺时针按摩100次，然后逆时针再按摩100次，有助心阳运转、气血运行。

天泉（Tiānquán，PC2）

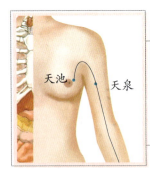

●精准定位
在臂前区，腋前纹头下2寸，肱二头肌的长、短头之间。

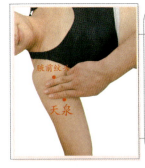

●简便取穴
伸肘仰掌，腋前纹头下3横指，在肱二头肌肌腹间隙中，按压有酸胀感处即是。

【功效】宽胸理气，活血通脉。

【主治】①心痛，咳嗽，胸胁胀满；②胸背及上臂内侧痛。

【按摩】用拇指指腹垂直按压天泉穴，注意按压时力度要适中，每次3分钟，每日2次。

曲泽 （Qūzé，PC3）

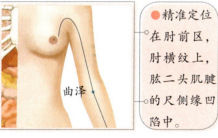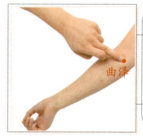

●精准定位 在肘前区，肘横纹上，肱二头肌腱的尺侧缘凹陷中。

●简便取穴 肘微弯，肘弯里可摸到一条大筋，内侧横纹上可触及凹陷处即是。

【功效】清热除烦，舒筋活血。

【主治】①心痛，心悸，善惊；②胃痛，呕血，呕吐；③暑热病；④肘臂挛痛，上肢颤动。

【按摩】用拇指指腹按压曲泽穴，其余四指握住手臂，注意按压时力度要适中，每次5分钟，每日2次。

郄门 （Xìmén，PC4）

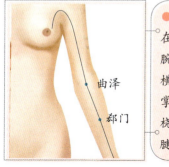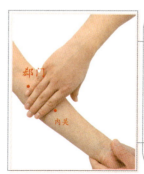

●精准定位 在前臂前区，腕掌侧远端横纹上5寸，掌长肌腱与桡侧腕屈肌腱之间。

●简便取穴 微屈腕握拳，从腕横纹向上3横指，两条索状筋之间是内关穴，再向上4横指处即是本穴。

【功效】宁心安神，宽胸理气。

【主治】①急性心痛，心悸，心烦，胸痛；②咯血，呕血，衄血；③疔疮；④癫痫。

【按摩】用拇指指腹按压郄门穴以及周围的肌肤，注意按压时力度要稍重，每次5分钟，每日2次。

间使（Jiānshǐ，PC5）

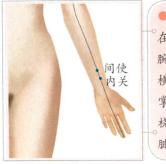

● 精准定位
在前臂前区，腕掌侧远端横纹上3寸，掌长肌腱与桡侧腕屈肌腱之间。

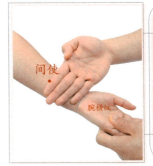

● 简便取穴
从腕横纹向上4横指，两条索状大筋之间即是本穴。

【功效】宽胸和胃，清心安神，截疟。

【主治】①心痛，心悸；②胃痛，呕吐；③热病，疟疾；④癫狂痫；⑤腋肿，肘挛，臂痛。

【按摩】用拇指指腹按压间使穴，每次5分钟，每日2次。

内关（Nèiguān，PC6）

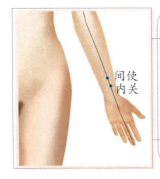

● 精准定位
在前臂前区，腕掌侧远端横纹上2寸，掌长肌腱与桡侧腕屈肌腱之间。

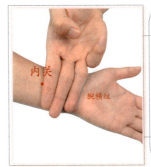

● 简便取穴
从腕横纹向上3横指，两条索状筋之间即是。

【功效】宁心安神，理气止痛。

【主治】①心痛，胸闷，心动过速或过缓；②胃痛，呕吐，呃逆；③中风，偏瘫，眩晕，偏头痛；④失眠，郁证，癫狂痫；⑤肘臂挛痛。

【按摩】食指中指合并，以两指指腹按揉内关穴100～200次，可缓解晕车、呕吐、心痛等。

大陵 (Dàlíng, PC7)

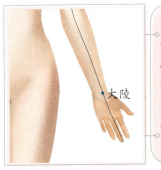

●精准定位 在腕前区，腕掌侧远端横纹中，掌长肌腱与桡侧腕屈肌腱之间。

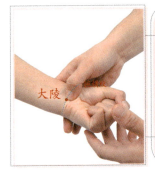

●简便取穴 微屈腕握拳，在腕横纹上，两条索状筋之间即是。

【功效】宁心安神，和营通络，宽胸和胃。

【主治】①心痛，心悸，胸胁满痛；②胃痛，呕吐，口臭；③喜笑悲恐，癫狂痫；④臂，手挛痛。

【按摩】用拇指指腹按压大陵穴，力度稍微重些，每次5分钟，每日2次。

劳宫 (Láogōng, PC8)

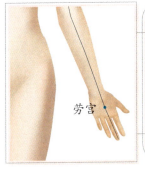

●精准定位 在掌区，横平第3掌指关节近端，第2、3掌骨之间偏于第3掌骨。

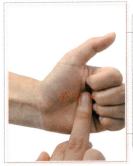

●简便取穴 握拳屈指，中指尖所指掌心处，按压有酸胀感处即是。

【功效】提神醒脑，清心安神。

【主治】①中风，昏迷，中暑；②心痛，烦闷，癫狂痫；③口疮，口臭；④鹅掌风。

【按摩】用两手拇指互相按压，亦可将两手劳宫穴顶于桌角处按揉，时间自由掌握，长期坚持可降心火。

中冲 (Zhōngchōng, PC9)

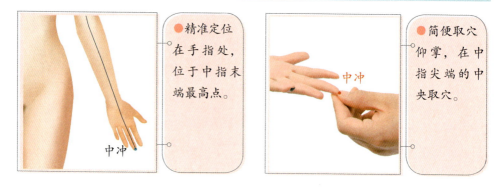

● 精准定位 在手指处，位于中指末端最高点。

● 简便取穴 仰掌，在中指尖端的中央取穴。

【功效】苏厥开窍，清心泄热。

【主治】①中风昏迷，舌强不语，中暑，昏厥，小儿惊风；②热病，舌下肿痛。

【按摩】用拇指指腹按压中冲穴，力度要适中，每次5分钟，每日2次。

第十一章 手少阳三焦经

手少阳三焦经，起于无名指尺侧末端，向上经小指与无名指之间、手腕背侧，上达前臂外侧，出于桡骨和尺骨之间，过肘尖，沿上臂外侧上行至肩部，交出足少阳经之后，进入缺盆部，分布于胸中，散络于心包，向下通过横膈，从胸至腹，依次属上、中、下三焦。其支脉，从胸中分出，进入缺盆部，上行经颈项旁，经耳后直上，到达额角，再下行至面颊部，到达眼眶下部。另一支脉，从耳后分出，进入耳中，再浅出到耳前，经上关、面颊到目外眦。

【经脉病候】

腹胀，水肿，遗尿，小便不利，耳聋，耳鸣，咽喉肿痛，目赤肿痛，颊肿，耳后，肩臂肘部外侧疼痛等症。

【主治概要】

1. 头面五官病症：头、目、耳、颊、咽喉等病症。
2. 热病。
3. 经脉循行部位的其他病症：胸胁痛，肩臂外侧痛，上肢挛急、麻木、不遂等。

经穴歌诀

三焦有穴二十三，关冲液门中渚涵；阳池外关支沟续，会宗三阳络四渎；
天井清冷渊消泺，臑会肩髎天髎合；斜上天牖到翳风，瘛脉颅息角孙从；
耳门再上耳和髎，丝竹空与胆经交。

关冲 （Guānchōng, TE1）

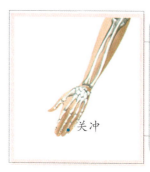

● 精准定位
在手指，第4指末节尺侧，指甲根角侧上方0.1寸（指寸）。

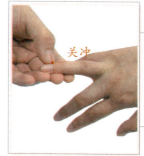

● 简便取穴
沿无名指指甲底部与侧缘引线的交点处即是。

【功效】泄热开窍，清利喉舌，活血通络。

【主治】①头痛，目赤，耳鸣，耳聋，喉痹，舌强；②热病，中暑。

【按摩】用指甲掐按关冲穴，每次10秒，放松2秒后重复掐按，每侧手指掐按5次。掐按时用力要均匀，使穴位能够感到微微酸痛。

液门 （Yèmén, TE2）

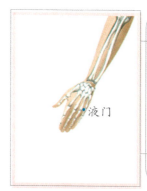

● 精准定位
在手背部，当第4、5指间，指蹼缘上方赤白肉际凹陷中。

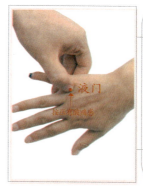

● 简便取穴
抬臂俯掌，手背部第4、5指指缝间掌指关节前可触及一凹陷处（按压有酸痛感）即是。

【功效】清头目，利三焦，通络止痛。

【主治】①头痛，目赤，耳鸣，耳聋，喉痹；②疟疾；③手臂痛。

【按摩】用拇指指腹按压液门穴，力度要适中，每次5分钟，每日2次。

中渚 (Zhōngzhǔ, TE3)

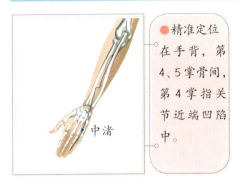

● 精准定位
在手背，第4、5掌骨间，第4掌指关节近端凹陷中。

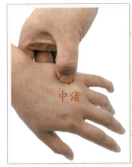

● 简便取穴
抬臂俯掌，手背部第4、5指缝间掌指关节后可触及一凹陷处（按压有酸痛感）即是。

【功效】清热疏风，舒筋活络。

【主治】①头痛，目赤，耳鸣，耳聋，喉痹；②热病，疟疾；③肩背肘臂酸痛，手指不能屈伸。

【按摩】用拇指从指关节向手背的方向用力推，每次推50～100次，可缓解耳鸣的症状。

阳池 (Yángchí, TE4)

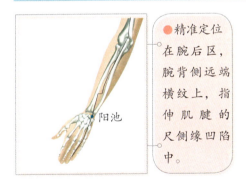

● 精准定位
在腕后区，腕背侧远端横纹上，指伸肌腱的尺侧缘凹陷中。

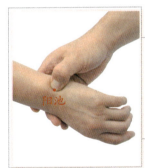

● 简便取穴
抬臂垂腕，背面，由第4掌骨向上推至腕关节横纹，可触及凹陷处即是。

【功效】清热通络，通调三焦，益阴增液。

【主治】①目赤肿痛，耳聋，喉痹；②消渴，口干；③腕痛，肩臂痛。

【按摩】用中指指腹按压阳池穴，力度要适中，每次1～3分钟，每日2次。

外关 (Wàiguān, TE5)

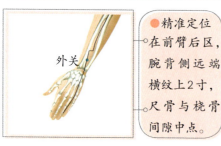
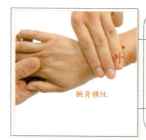

● 精准定位
○ 在前臂后区,腕背侧远端横纹上2寸,尺骨与桡骨间隙中点。

● 简便取穴
○ 抬臂俯掌,掌腕背横纹中点直上3横指,前臂两骨头之间的凹陷处即是。

【功效】清热解毒,解痉止痛,通经活络。

【主治】①热病;②头痛,目赤肿痛,耳鸣,耳聋;③瘰疬;④胁肋痛;⑤上肢痿痹不遂。

【按摩】用拇指指腹按、揉、搓外关穴,各种手法交替进行,点按时力量不可过重,每侧穴位按摩3～5分钟,两侧交替进行。

支沟 (Zhīgōu, TE6)

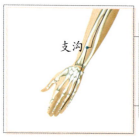
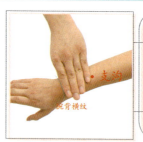

● 精准定位
○ 在前臂后区,腕背侧远端横纹上3寸,尺骨与桡骨间隙中点。

● 简便取穴
○ 抬臂俯掌,掌腕背横纹中点直上4横指,前臂两骨头之间的凹陷处即是。

【功效】清热理气,降逆通便。

【主治】①耳聋,耳鸣,暴喑;②胁肋痛;③便秘;④瘰疬;⑤热病。

【按摩】以一侧拇指指腹按住支沟穴,轻轻揉动,以有酸胀感为宜,每侧1分钟,共2分钟。

会宗 (Huìzōng, TE7)

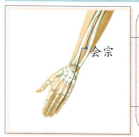
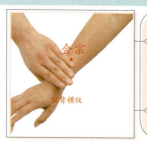

● 精准定位
○ 在前臂后区,腕背侧远端横纹上3寸,尺骨的桡侧缘。

● 简便取穴
○ 抬臂俯掌,掌腕背横纹中点直上4横指,支沟尺侧,尺骨桡侧,按压有酸胀感处即是。

【功效】清利三焦,安神定志,疏通经络。

【主治】①耳鸣,耳聋;②上肢痹痛。

【按摩】用拇指用力按压1～2分钟,以感到酸胀为宜,每天3～4次,可缓解耳聋、耳鸣。

三阳络（Sānyángluò, TE8）

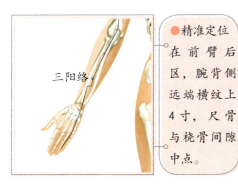

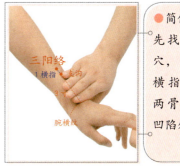

●精准定位 在前臂后区,腕背侧远端横纹上4寸,尺骨与桡骨间隙中点。

●简便取穴 先找到支沟穴,直上1横指,前臂两骨头之间凹陷处即是。

【功效】舒筋通络,开窍镇痛。

【主治】①耳聋,暴喑,齿痛;②手臂痛。

【按摩】用拇指用力按压1～2分钟,每天3～4次,可缓解牙痛。

四渎（Sìdú, TE9）

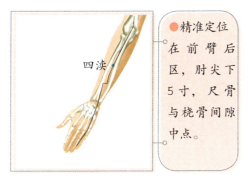

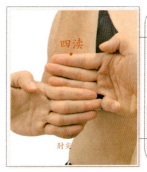

●精准定位 在前臂后区,肘尖下5寸,尺骨与桡骨间隙中点。

●简便取穴 先找到阳池穴,其与肘尖连线上,肘尖下7横指处即是。

【功效】开窍聪耳,清利咽喉。

【主治】①耳聋,暴喑,齿痛,咽喉肿痛;②手臂痛。

【按摩】用拇指点按四渎穴,每次1～3分钟。

天井（Tiānjǐng, TE10）

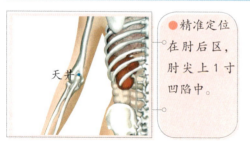
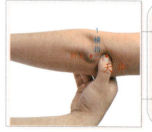

● 精准定位 在肘后区，肘尖上1寸凹陷中。

● 简便取穴 屈肘，肘尖直上1横指的凹陷处即是。

【功效】行气散结，安神通络。

【主治】①耳聋；②癫痫；③瘰疬，瘿气；④偏头痛，胁肋痛，颈项肩臂痛。

【按摩】用中指指尖垂直向上点按天井穴，每次1～3分钟。

清泠渊（Qīnglíngyuān, TE11）

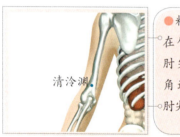
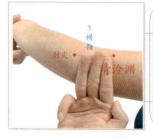

● 精准定位 在臂后区，肘尖与肩峰角连线上，肘尖上2寸。

● 简便取穴 屈肘，肘尖直上3横指凹陷处即是。

【功效】清热泻火，通经止痛。

【主治】头痛，目痛，胁痛，肩臂痛。

【按摩】用中指指腹揉按此穴，能缓解肩臂痛、偏头痛。

消泺（Xiāoluò, TE12）

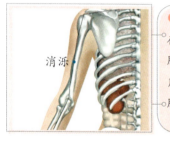
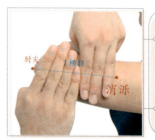

● 精准定位 在臂后区，肘尖与肩峰角连线上，肘尖上5寸。

● 简便取穴 先取肘尖穴，肘尖穴上7横指处即是。

【功效】清热安神，活络止痛。

【主治】头痛，齿痛，项背痛。

【按摩】用中指指腹揉按此穴，能缓解颈项强痛。

臑会 (Nàohuì, TE13)

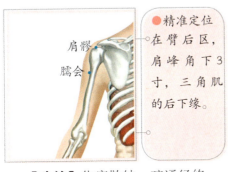

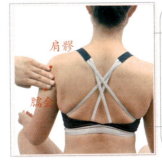

●精准定位 在臂后区，肩峰角下3寸，三角肌的后下缘。

●简便取穴 先找到肩髎穴，其与肘尖连线上，肩髎穴下4横指处即是。

【功效】化痰散结，疏通经络。

【主治】①瘰疬，瘿气；②上肢痹痛。

【按摩】经常拿捏此穴，能缓解肩臂痛。

肩髎 (Jiānliáo, TE14)

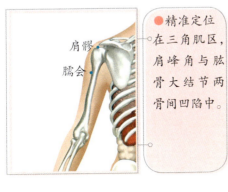

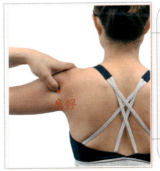

●精准定位 在三角肌区，肩峰角与肱骨大结节两骨间凹陷中。

●简便取穴 外展上臂，肩膀后下方呈现凹陷处即是。

【功效】祛风湿，通经络。

【主治】臂痛，肩痛不举。

【按摩】用拇指指腹按顺时针方向按揉肩髎穴约2分钟，然后按逆时针方向按揉约2分钟，以局部出现酸、麻、胀感觉为佳。

天髎 (Tiānliáo, TE15)

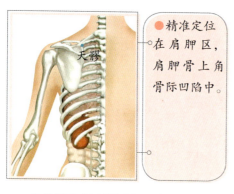

● 精准定位
在肩胛区,肩胛骨上角骨际凹陷中。

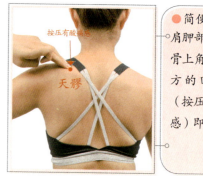

● 简便取穴
肩胛部,肩胛骨上角,其上方的凹陷处(按压有酸痛感)即是。

【功效】祛风除湿,通经止痛。

【主治】肩臂痛,颈项强痛。

【按摩】先将右手搭到左肩,四指尽量展开,抓牢肩部,掌心紧贴肌肉,用拇指做旋转按摩,同时其余四指做抓提按摩。

天牖 (Tiānyǒu, TE16)

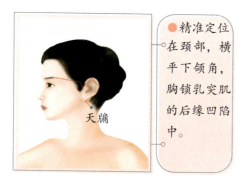

● 精准定位
在颈部,横平下颌角,胸锁乳突肌的后缘凹陷中。

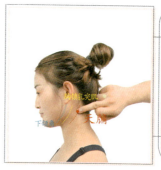

● 简便取穴
找到下颌角,乳突后方直下,平下颌角的凹陷处即是。

【功效】清头明目,通经活络。

【主治】①头痛,头眩,项强,目视不明,暴聋,鼻衄,喉痹;②瘰疬;③肩背痛。

【按摩】用中指指腹用力按压天牖穴,每次1~3分钟。

翳风（Yīfēng，TE17）

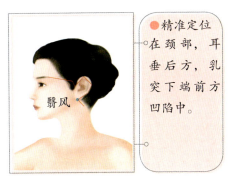
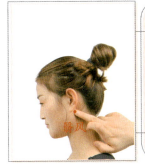

●精准定位
在颈部，耳垂后方，乳突下端前方凹陷中。

●简便取穴
头偏向一侧，将耳垂下压，所覆盖范围中的凹陷处即是；或将耳垂向后按，耳垂后陷中处即是。

【功效】聪耳通窍，散泄内热。

【主治】①耳鸣，耳聋；②口眼㖞斜，面风，牙关紧闭，颊肿；③瘰疬。

【按摩】用双手拇指或食指缓缓用力按压穴位伴随缓缓吐气，持续数秒，再慢慢地放手，如此反复操作；或者手指着力于穴位上，做轻柔缓和的环旋转动。

瘛脉（Chìmài，TE18）

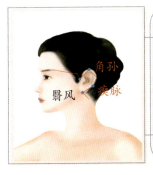
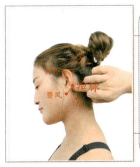

●精准定位
在头部，乳突中央，角孙与翳风沿耳轮弧形连线的上2/3与下1/3的交点处。

●简便取穴
自翳风穴至角孙穴做耳轮连线，中、下1/3交点处即是。

【功效】息风止痉，活络通窍。

【主治】①头痛；②耳鸣，耳聋；③小儿惊风。

【按摩】用两手中指指腹，分别置于两耳后，沿翳风、瘛脉、颅息上下来回各推擦20～30次，至局部皮肤发热。

颅息 (Lúxī, TE19)

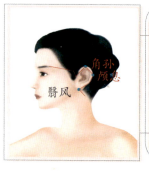
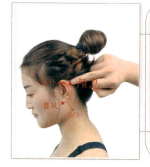

● 精准定位 在头部，角孙与翳风沿耳轮弧形连线的上1/3与下2/3的交点处。

● 简便取穴 先找到翳风穴和角孙穴，二者之间做耳轮连线，上、中1/3交点处即是。

【功效】通窍聪耳，泄热镇惊。

【主治】①头痛；②耳鸣，耳聋；③小儿惊风。

【按摩】将食指和中指并拢，轻轻贴于耳后根处，顺时针按摩1～3分钟，每日早、晚各1次。

角孙 (Jiǎosūn, TE20)

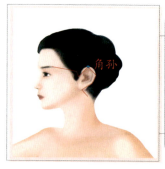
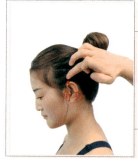

● 精准定位 在头部，耳尖正对发际处。

● 简便取穴 在头部，将耳廓折叠向前，找到耳尖，耳尖直上入发际处即是。

【功效】清热散风，消肿止痛。

【主治】①头痛，项强；②痄腮，齿痛；③目翳，目赤肿痛。

【按摩】以手指指腹或指节向下按压，并作圈状按摩角孙穴后打嗝，说明按摩起到作用。此外，按摩此穴对于着急生气后出现的两胁胀痛、乳房胀痛可稍作缓解。

耳门 (Ěrmén, TE21)

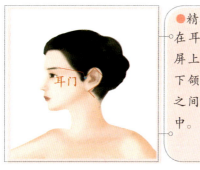

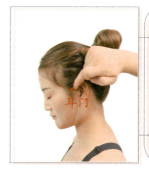

●精准定位 在耳区，耳屏上切迹与下颌骨髁突之间的凹陷中。

●简便取穴 耳屏上缘的前方，张口有凹陷处即是。

【功效】开窍聪耳，泄热活络。

【主治】①耳鸣，耳聋，聤耳；②齿痛，颈颌痛。

【按摩】双手拇指相对，同时轻轻用力按压耳门穴半分钟，然后自上而下推至耳前18次，以局部有酸胀感为佳。

耳和髎 (Ěrhéliáo, TE22)

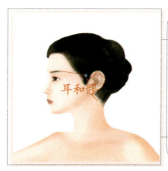

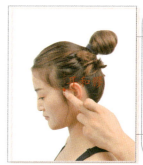

●精准定位 在头部，鬓发后缘，耳郭根的前方，颞浅动脉的后缘。

●简便取穴 在头侧部，鬓发后缘作垂直线，耳郭根部作水平线，二者交点处即是。

【功效】祛风通络，消肿止痛。

【主治】①头痛，耳鸣；②牙关紧闭，口㖞。

【按摩】两手食指或中指同时点按左右两边穴位，顺时针匀速按揉100下，然后逆时针匀速按揉100下为1次，每天按揉3～4次。

丝竹空（Sīzhúkōng，TE23）

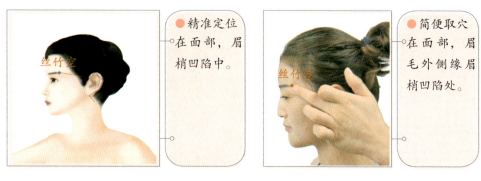

●精准定位 在面部，眉梢凹陷中。

●简便取穴 在面部，眉毛外侧缘眉梢凹陷处。

【功效】清头明目，散风止痛。

【主治】①癫痫；②头痛，目眩，目赤肿痛，眼睑瞤动；③齿痛。

【按摩】用手指指腹持续按摩1分钟，以眼睛有酸胀感为度。

第十二章 足少阳胆经

足少阳胆经，起于目外眦，上行额角部，下行至耳后，沿颈项部至肩上，下入缺盆。耳部分支，从耳后进入耳中，出走耳前到目外眦后方。外眦部支脉，从目外眦下走大迎，会合于手少阳经到达目眶下，行经颊车，由颈部下行，与前脉在缺盆部会合，再向下进入胸中，穿过横膈，络肝，属胆，再沿胁肋内下行至腹股沟动脉部，经过外阴部毛际横行入髋关节部。其直行经脉从缺盆下行，经腋部、侧胸部、胁肋部，再下行与前脉会合于髋关节部，再向下沿着大腿外侧、膝外缘下行经腓骨之前，至外踝前，沿足背部，止于第4趾外侧端。足背部分支，从足背上分出，沿第1、2跖骨间，出于大趾端，穿过趾甲，出趾背毫毛部。

【经脉病候】

口苦，目眩，疟疾，头痛，颔痛，目外眦痛，缺盆部肿痛，腋下肿，胸、胁、股及下肢外侧痛，足外侧痛，足外侧发热等症。

【主治概要】

1. 头面五官病症：侧头、目、耳、咽喉病等。
2. 肝胆病：黄疸、口苦、胁痛等。
3. 热病、神志病：发热、癫狂等。
4. 经脉循环部位的其他病症：下肢痹痛、麻木、不遂等。

> **经穴歌诀**

足少阳经瞳子髎，四十四穴行迢迢，听会上关颔厌集，悬颅悬厘曲鬓翘，
率谷天冲浮白次，窍阴完骨本神至，阳白临泣开目窗，正营承灵脑空是，
风池肩井渊腋长，辄筋日月京门乡，带脉五枢维道续，居髎环跳市中渎，
阳关阳陵复阳交，外丘光明阳辅高，悬钟丘墟足临泣，地五侠溪窍阴闭。

瞳子髎 (Tóngzǐliáo, GB1)

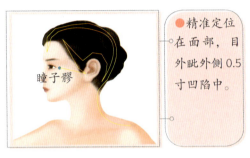
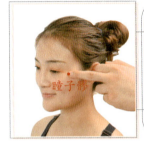

● 精准定位 在面部，目外眦外侧0.5寸凹陷中。

● 简便取穴 正坐，目外眦旁，眼眶外侧缘处。

【功效】疏散风热，明目退翳。

【主治】①头痛；②目赤肿痛，羞明流泪，白内障，目翳。

【按摩】用食指在眼尾处以轻揉提拉的方式按摩瞳子髎穴15次，可以有效预防细纹生成。

听会 (Tīnghuì, GB2)

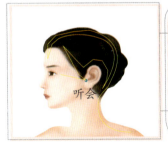
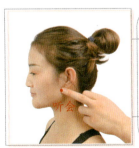

● 精准定位 在面部，耳屏间切迹与下颌骨髁突之间的凹陷中。

● 简便取穴 正坐，耳屏下缘前方，张口有凹陷处即是。

【功效】开窍聪耳，活络安神。

【主治】①耳鸣，耳聋，聤耳；②齿痛，口眼㖞斜。

【按摩】用双手的拇指按揉两侧听会穴，力量稍大，以感觉有些胀疼为度，每天3次，每次每穴2～3分钟。

上关（Shàngguān，GB3）

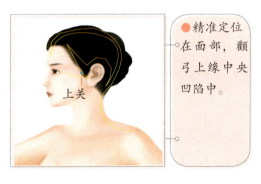
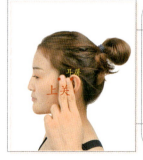

● 精准定位 在面部，颧弓上缘中央凹陷中。

● 简便取穴 正坐，耳屏前2横指，耳前颧骨弓上侧凹陷处即是。

【功效】祛风镇惊，聪耳利齿。

【主治】①耳鸣，耳聋，聤耳；②齿痛，面痛，口眼㖞斜，口噤。

【按摩】按压上关穴，并伴随缓缓吐气，按压2秒钟，反复做5次。左右交替进行。

颔厌（Hànyàn，GB4）

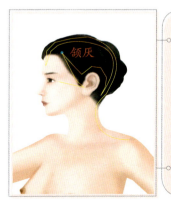
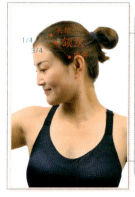

● 精准定位 在头部，从头维至曲鬓的弧形连线（其弧度与鬓发弧度相应）的上1/4与下3/4交点处。

● 简便取穴 先找到头维穴和曲鬓穴，两穴连线，上1/4处即是。

【功效】清热散风，通络止痛。

【主治】①偏头痛，眩晕；②惊痫；③耳鸣，目外眦痛，齿痛。

【按摩】以手指指腹或指节向下按压10秒后松手，并作圈状按摩如此反复5次。

悬颅（Xuánlú, GB5）

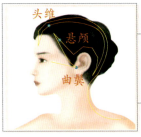
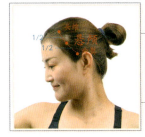

● 精准定位
在头部，从头维至曲鬓的弧形连线（其弧度与鬓发弧度相应）的中点处。

● 简便取穴
先找到头维穴和曲鬓穴，两穴连线，中点处即是。

【功效】祛风明目，清热消肿。

【主治】①偏头痛；②目赤肿痛；③齿痛。

【按摩】用拇指指腹由下往上揉按穴位，有酸、胀、痛的感觉，且重按时鼻腔有酸胀感。每天早、晚各揉按1次，每次3～5分钟。

悬厘（Xuánlí, GB6）

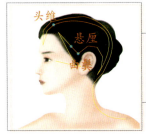
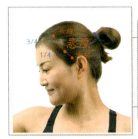

● 精准定位
在头部，从头维至曲鬓的弧形连线（其弧度与鬓发弧度相应）的上3/4与下1/4交点处。

● 简便取穴
先找到头维穴和曲鬓穴，两穴连线，下1/4处即是。

【功效】祛风镇惊。

【主治】①偏头痛；②目赤肿痛；③耳鸣。

【按摩】用拇指指腹由下往上揉按穴位，有酸、胀、痛的感觉，且重按时鼻腔有酸胀感。每天早、晚各揉按1次，每次3～5分钟。

曲鬓（Qūbìn, GB7）

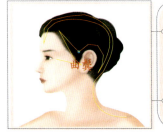
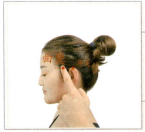

● 精准定位
在头部，耳前鬓角发际后缘与耳尖水平线交点处。

● 简便取穴
在耳前鬓角发际后缘作垂直线，与耳尖水平线相交处即是。

【功效】祛头风，利口颊。

【主治】头痛连齿，颊颔肿，口噤。

【按摩】拇指弯曲，以指甲垂直下压，掐按曲鬓穴3～5分钟，每次左右各掐按1次。

率谷 (Shuàigǔ，GB8)

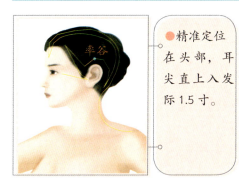

● 精准定位 在头部，耳尖直上入发际1.5寸。

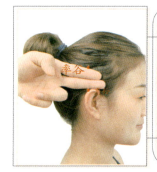

● 简便取穴 先找到角孙穴，直上2横指处即是。

【功效】清热息风，通经活络。

【主治】①头痛，眩晕；②小儿急、慢惊风。

【按摩】以两手中指指腹按压在率谷穴上，按10～15分钟。

天冲 (Tiānchōng，GB9)

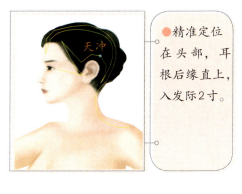

● 精准定位 在头部，耳根后缘直上，入发际2寸。

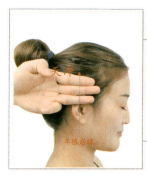

● 简便取穴 耳根后缘，直上入发际3横指处即是。

【功效】祛风，定惊，清热消肿。

【主治】①头痛；②癫痫；③齿龈肿痛。

【按摩】用食指指尖垂直向下按揉天冲穴，以有酸、胀感为度。每天早、晚各1次。

浮白 (Fúbái, GB10)

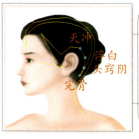
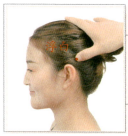

● 精准定位
在头部，耳后乳突的后上方，从天冲至完骨的弧形连线（其弧度与耳郭弧度相应）的上1/3与下2/3交点处。

● 简便取穴
从耳根上缘向后入发际量1横指，按压有凹陷处即是。

【功效】散风止痛，理气散结。

【主治】①头痛，耳鸣，耳聋，齿痛；②瘿气。

【按摩】用中指指腹按揉浮白穴，以有酸、胀感为度。每天早、晚各1次。

头窍阴 (Tóuqiàoyīn, GB11)

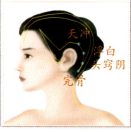
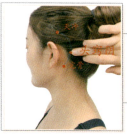

● 精准定位
在头部，耳后乳突的后上方，从天冲至完骨的弧形连线（其弧度与耳郭弧度相应）的上2/3与下1/3交点处。

● 简便取穴
先找到天冲穴和完骨穴，二者间弧形连线，下1/3处即是。

【功效】清热散风，通关开窍。

【主治】①头痛，眩晕；②耳鸣，耳聋。

【按摩】用拇指指腹由下往上揉按穴位，以有酸、胀、痛感为度，且重按时鼻腔有酸胀感。每天早、晚各揉按1次。

完骨 (Wángǔ, GB12)

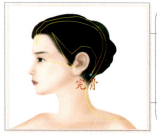
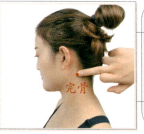

● 精准定位
在头部，耳后乳突的后下方凹陷中。

● 简便取穴
耳后下方，可摸到一明显突起，其后下方凹陷处即是。

【功效】祛风清热，止痛明目。

【主治】①癫痫；②头痛，颈项强痛，喉痹，颊肿，齿痛，口㖞。

【按摩】落枕时，用两手拇指端放在完骨穴上，其余手指轻轻地放在枕部的两侧。用力按压5秒，感到酸胀为佳，重复5次。

本神 (Běnshén，GB13)

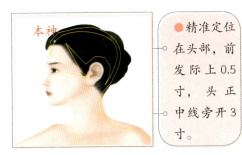
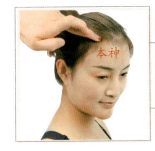

● 精准定位 在头部，前发际上0.5寸，头正中线旁开3寸。

● 简便取穴 正坐，从外眼角直上入发际半横指，按压有酸痛感处即是。

【功效】祛风定惊，清阳止痛。

【主治】①癫痫，小儿惊风，中风；②头痛，目眩。

【按摩】用拇指指尖着力于本神穴，垂直用力按掐，按而揉之，使局部产生明显的酸、麻、胀、痛等感觉，持续数秒后，渐渐放松。

阳白 (Yángbái，GB14)

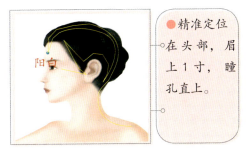
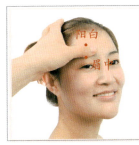

● 精准定位 在头部，眉上1寸，瞳孔直上。

● 简便取穴 正坐，目视前方，自眉中直上1横指处即是。

【功效】疏风清热，清头明目。

【主治】①前头痛；②眼睑下垂，口眼㖞斜；③目赤肿痛，视物模糊，眼睑瞤动。

【按摩】用中指点按即可，由轻入重，再缓慢松开。

头临泣（Tóulínqì，GB15）

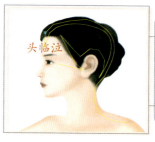
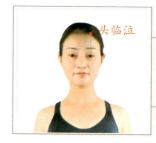

●精准定位　在头部，前发际上0.5寸，瞳孔直上。

●简便取穴　正坐，目视前方，自眉中直上，入发际半横指处即是。

【功效】明目，祛风，清神。

【主治】①头痛；②目痛，目眩，流泪，目翳；③鼻塞，鼻渊；④小儿惊痫。

【按摩】用拇指指腹由下往上揉按穴位，以有酸、胀、痛感为度，且重按时鼻腔有酸胀感。每天早、晚各揉按1次。

目窗（Mùchuāng，GB16）

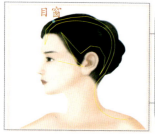
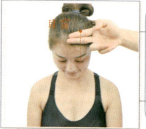

●精准定位　在头部，前发际上1.5寸，瞳孔直上。

●简便取穴　正坐，自眉中直上，入发际2横指处即是。

【功效】明目开窍，祛风定惊。

【主治】①头痛；②目痛，目眩，远视，近视；③小儿惊痫。

【按摩】拇指弯曲，以指尖垂直下压，掐按穴位，每次左右各掐按1次，时间1～3分钟，有补气壮阳的作用。

正营（Zhèngyíng，GB17）

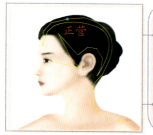
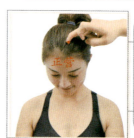

●精准定位　在头部，前发际上2.5寸，瞳孔直上。

●简便取穴　取前发际到百会穴的中点作一水平线，再找到目窗穴，作一垂直线，两条线交点即是。

【功效】祛风消肿、清头明目。

【主治】头痛，头晕，目眩。

【按摩】用拇指指腹由下往上揉按穴位，以有酸、胀、痛感为度，且重按时鼻腔有酸胀感。每天早、晚各揉按1次。

承灵 (Chénglíng，GB18)

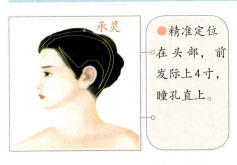
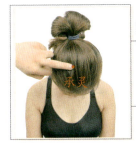

● 精准定位
在头部，前发际上4寸，瞳孔直上。

● 简便取穴
先找到百会穴，向前1横指作一水平线，再找到目窗穴，作一垂直线，两条线交点即是。

【功效】通利官窍，散风清热。

【主治】①头痛，眩晕；②目痛；③鼻渊，鼻衄，鼻塞，多涕。

【按摩】双手中指同时揉按两侧穴位，以有刺痛感为度，每天早、晚各揉按1次。

脑空 (Nǎokōng，GB19)

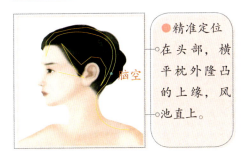
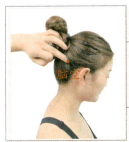

● 精准定位
在头部，横平枕外隆凸的上缘，风池直上。

● 简便取穴
在后脑勺摸到隆起的最高骨，上缘外3横指凹陷处即是。

【功效】醒脑通窍，活络散风。

【主治】①热病；②头痛，颈项强痛；③目眩，目赤肿痛，鼻痛，耳聋；④惊悸，癫痫。

【按摩】用双手拇指指腹分别按揉两侧脑空穴半分钟，以酸胀为宜，其他手指置于旁边以助力。

风池（Fēngchí, GB20）

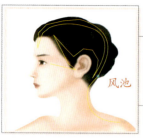

● 精准定位 在颈后区，枕骨之下，胸锁乳突肌上端与斜方肌上端之间的凹陷中。

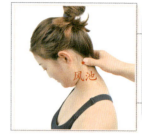

● 简便取穴 正坐，后头骨下两条大筋外缘陷窝中，与耳垂齐平处即是。

【功效】平肝息风，祛风解毒，通利官窍。

【主治】①中风，癫痫，头痛，眩晕，耳鸣，耳聋；②感冒，鼻塞，鼽衄，目赤肿痛，口眼㖞斜；③颈项强痛。

【按摩】两拇指持续点按两侧风池穴，或快速上下擦动。

肩井（Jiānjǐng, GB21）

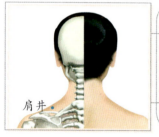

● 精准定位 在肩胛区，第7颈椎棘突与肩峰最外侧点连线的中点。

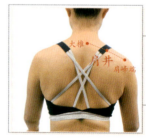

● 简便取穴 先找到大椎穴，再找到锁骨肩峰端，二者连线中点即是。

【功效】祛风清热，活络消肿。

【主治】①颈项强痛，肩背疼痛，上肢不遂；②滞产，乳痈，乳汁不下，乳癖；③瘰疬。

【按摩】先以左手食指压于中指上，按揉右侧肩井穴5分钟，再以右手按揉左侧肩井穴5分钟，力量要均匀，以穴位局部出现酸胀感为佳。每日早、晚各1次。

渊腋（Yuānyè, GB22）

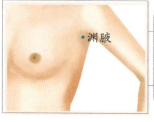

● 精准定位 在胸外侧区，第4肋间隙中，在腋中线上。

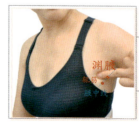

● 简便取穴 正坐举臂，从腋横纹水平沿腋中线直下4横指处即是。

【功效】通经活络，开胸行气。

【主治】①胸满，胁痛；②上肢痹痛，腋下肿。

【按摩】用两手拇指指腹同时按压两侧渊腋穴，动作要缓慢，按下时会感觉到轻微的疼痛感。

辄筋 (Zhéjīn, GB23)

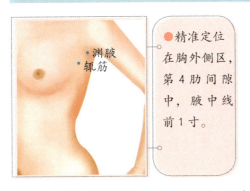

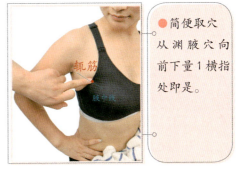

● 精准定位
在胸外侧区，第4肋间隙中，腋中线前1寸。

● 简便取穴
从渊腋穴向前下量1横指处即是。

【功效】降逆平喘，疏肝和胃，理气止痛。

【主治】①胸满，气喘；②呕吐，吞酸；③胁痛，腋肿，肩背痛。

【按摩】以手指指腹或指节向下按压，并作圈状按摩。

日月 (Rìyuè, GB24)

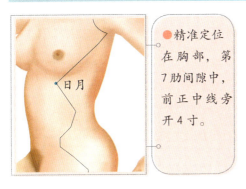

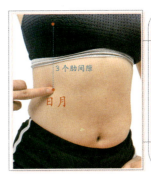

● 精准定位
在胸部，第7肋间隙中，前正中线旁开4寸。

● 简便取穴
正坐或仰卧，自乳头垂直向下第3个肋间隙，按压有酸胀处即是。

【功效】疏肝理气，降逆止呕。

【主治】①黄疸，胁肋疼痛；②呕吐，吞酸，呃逆。

【按摩】拇指指腹按于日月穴，以顺时针方向按揉2分钟，手法用力宜适中，以局部有酸胀感和轻度温热感为度。

京门 (Jīngmén, GB25)

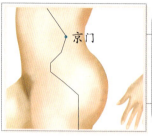

● 精准定位
在上腹部,当第12肋骨游离端的下际。

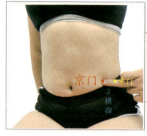

● 简便取穴
先找到章门穴,其后2横指处即是。

【功效】健脾通淋,温阳益肾。

【主治】①小便不利,水肿;②腹胀,肠鸣,腹泻;③腰痛,胁痛。

【按摩】以手指指腹或指节向下按压,并作圈状按摩。

带脉 (Dàimài, GB26)

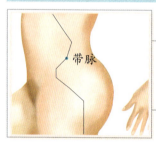

● 精准定位
在侧腹部,第11肋骨游离端垂线与脐水平线的交点上。

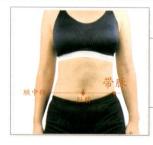

● 简便取穴
腋中线与肚脐水平线相交处即是。

【功效】健脾利湿,调经止带。

【主治】①月经不调,闭经,赤白带下;②疝气;③腰痛,胁痛。

【按摩】每晚临睡前,手握空拳,沿着带脉循行部位横向敲击30～50圈,可着重于带脉穴上敲击50～100下。

五枢 (Wǔshū, GB27)

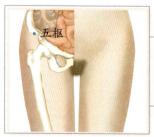

● 精准定位
在下腹部,横平脐下3寸,髂前上棘内侧。

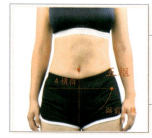

● 简便取穴
从肚脐向下4横指处作水平线,与髂前上棘相交处即是。

【功效】调经固带，理气止痛。

【主治】①赤白带下，月经不调，阴挺，疝气；②腰、胯痛，少腹痛。

【按摩】以手指指腹或指节向下按压，并作圈状按摩。

维道（Wéidào, GB28）

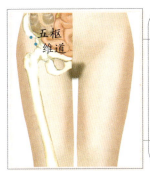

●精准定位
在下腹部，髂前上棘内下0.5寸。

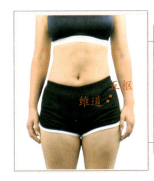

●简便取穴
先找到五枢穴，其前下半横指处即是。

【功效】调带脉，理下焦，舒筋，益肾。

【主治】①阴挺，赤白带下，月经不调，疝气；②腰、胯痛，少腹痛。

【按摩】以手指指腹或指节向下按压，并作圈状按摩。

居髎（Jūliáo, GB29）

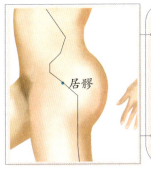

●精准定位
在臀部，髂前上棘与股骨大转子最凸点连线的中点处。

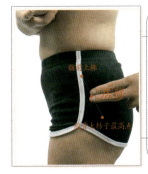

●简便取穴
髂前上棘是侧腹隆起的骨性标志，股骨大转子是髋部最隆起处，二者连线中点即是。

【功效】舒筋活络，益肾强健。

【主治】①腰腿痹痛，瘫痪；②疝气，少腹痛。

【按摩】先用同侧掌根揉按居髎穴至微热发红，再以拇指指关节或肘尖着力于穴位上点按，力度由轻至重，以产生酸、麻、胀或下肢放射感为度。

环跳 （Huántiào, GB30）

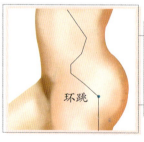

●精准定位
在臀部，股骨大转子最凸点与骶管裂孔连线的外1/3与内2/3交点处。

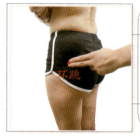

●简便取穴
股骨大转子最高点与骶管裂孔作一直线，外1/3与内2/3的交点处即是。

【功效】祛风化湿，强健腰膝。

【主治】①腰胯疼痛，下肢痿痹，半身不遂；②风疹。

【按摩】将同侧拇指按于环跳穴，用力按揉20～30次，局部可感到酸胀或电麻感向下肢放射。

风市 （Fēngshì, GB31）

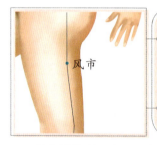

●精准定位
在股部，髌底上7寸，髂胫束后缘。

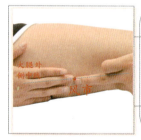

●简便取穴
直立垂手，手掌并拢伸直，中指尖处即是。

【功效】祛风湿，通经络，止痹痛。

【主治】①下肢痿痹，半身不遂，腰腿痛；②遍身瘙痒。

【按摩】手握空拳于风市穴敲击100下为宜，力度由轻到重，或用拇指指腹按压作圈状按摩。

中渎 （Zhōngdú, GB32）

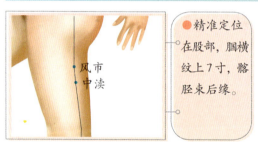

●精准定位
在股部，腘横纹上7寸，髂胫束后缘。

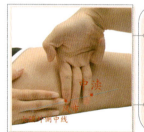

●简便取穴
先找到风市穴，直下3横指处即是。

【功效】通经活络，祛寒止痛。

【主治】下肢痿痹，半身不遂。

【按摩】用拇指指腹按揉中渎穴，每次1～3分钟。

膝阳关（Xīyángguān，GB33）

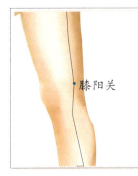

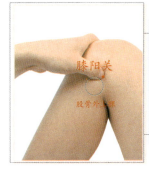

●精准定位
在膝部，股骨外上髁后上缘，股二头肌腱与髂胫束之间的凹陷中。

●简便取穴
屈膝90度，膝上外侧有一高骨（股骨外上髁），其上方有一凹陷处即是。

【功效】通利关节，疏通筋脉。

【主治】膝腘肿痛、挛急，小腿麻木。

【按摩】用中指指腹揉按膝阳关穴，每次1～3分钟。

阳陵泉（Yánglíngquán，GB34）

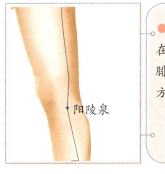

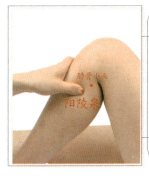

●精准定位
在小腿外侧，腓骨头前下方凹陷中。

●简便取穴
屈膝90度，膝关节外下方，腓骨小头前下方凹陷处即是。

【功效】活血通络，疏调经脉。

【主治】①黄疸，胁痛，口苦，呕吐，吞酸；②膝肿痛，下肢痿痹，麻木；③小儿惊风。

【按摩】将单手拇指指尖按在阳陵泉穴上，做前后方向的按压。每一次按压并保持5秒，重复5次。

阳交 (Yángjiāo, GB35)

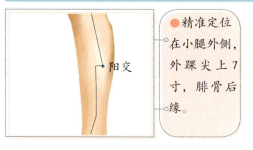
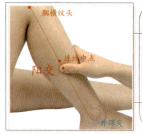

● 精准定位
在小腿外侧，外踝尖上7寸，腓骨后缘。

● 简便取穴
腘横纹外侧头与外踝尖连线上，中点向下1横指，腓骨后缘处即是。

【功效】祛风利节，宁神定志。

【主治】①惊狂，癫痫；②瘰疬；③胸胁满痛；④下肢痿痹。

【按摩】双手拇指分别置于两侧阳交穴处，先掐揉2分钟，再点按半分钟，以局部有酸胀感为度。

外丘 (Wàiqiū, GB36)

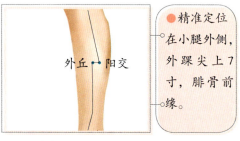
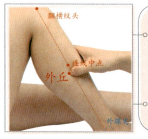

● 精准定位
在小腿外侧，外踝尖上7寸，腓骨前缘。

● 简便取穴
腘横纹外侧头与外踝尖连线上，中点向下1横指，腓骨前缘处即是。

【功效】祛风活络，疏肝理气。

【主治】①癫狂；②胸胁胀满；③下肢痿痹。

【按摩】双手拇指分别置于两侧外丘穴处，先掐揉2分钟，再点按半分钟，以局部有酸胀感为度。

光明 (Guāngmíng, GB37)

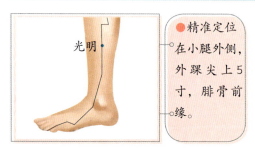
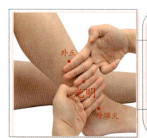

● 精准定位
在小腿外侧，外踝尖上5寸，腓骨前缘。

● 简便取穴
先找到外丘穴，沿腓骨前缘向下3横指处即是。

【功效】疏风清热，舒筋活络。

【主治】①目痛，夜盲，近视，目翳；②乳胀，乳少；③下肢痿痹。

【按摩】点揉光明穴时以有酸胀感为度。每次10～15分钟，每天1次。

阳辅 （Yángfǔ，GB38）

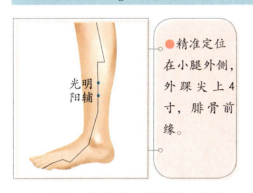
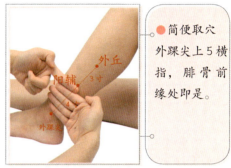

【功效】祛风湿，利筋骨，泻胆火。

【主治】①偏头痛，目外眦痛，咽喉肿痛，腋下肿痛，胸胁满痛；②瘰疬；③下肢痿痹。

【按摩】以拇指指腹揉按穴位，以有酸胀痛感为度。每次左右各揉按1～3分钟，先左后右。

悬钟 （Xuánzhōng，GB39）

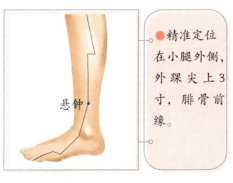
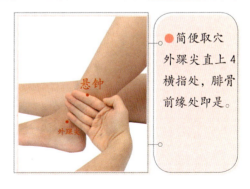

【功效】泄胆火，清髓热，舒筋脉。

【主治】①痴呆，中风；②颈项强痛，胸胁满痛，下肢痿痹。

【按摩】以手指指腹或指节向下按压，并作圈状按摩；也可弯曲手指，以指关节轻轻敲打悬钟穴。

丘墟 (Qiūxū, GB40)

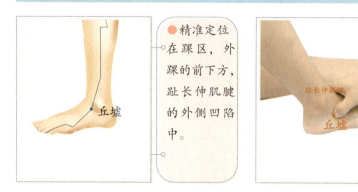

●精准定位 在踝区,外踝的前下方,趾长伸肌腱的外侧凹陷中。

●简便取穴 脚掌用力背伸,足背可见明显趾长伸肌腱,其外侧、足外踝前下方凹陷处即是。

【功效】疏肝利胆,消肿止痛,通经活络。

【主治】①目赤肿痛,目翳;②颈项痛,腋下肿,胸胁痛,外踝肿痛;③足内翻,足下垂。

【按摩】先将肌肉放松,一边缓缓吐气一边以拇指指尖按压丘墟穴6秒钟,如此重复10次。

足临泣 (Zúlínqì, GB41)

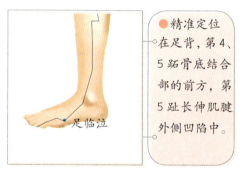 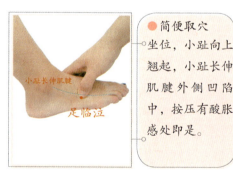

●精准定位 在足背,第4、5跖骨底结合部的前方,第5趾长伸肌腱外侧凹陷中。

●简便取穴 坐位,小趾向上翘起,小趾长伸肌腱外侧凹陷中,按压有酸胀感处即是。

【功效】疏肝解郁,息风泄火。

【主治】①偏头痛,目赤肿痛,胁肋疼痛,足跗疼痛;②月经不调,乳痈;③瘰疬。

【按摩】一边缓缓吐气一边以拇指指尖轻轻按摩足临泣穴,可缓解头痛、齿痛、足跗痛。

地五会（Dìwǔhuì, GB42）

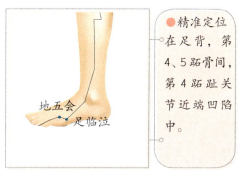
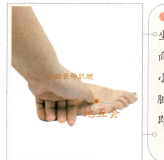

●精准定位 在足背，第4、5跖骨间，第4跖趾关节近端凹陷中。

●简便取穴 坐位，小趾向上翘起，小趾长伸肌腱内侧缘处即是。

【功效】利胸胁，消乳肿。

【主治】①头痛，目赤肿痛，胁痛，足跗肿痛；②耳鸣，耳聋；③乳痈。

【按摩】用食指轻轻揉动穴位，一般以自然把手放在穴位上的力量即可，轻柔1～1.5分钟。

侠溪（Xiáxī, GB43）

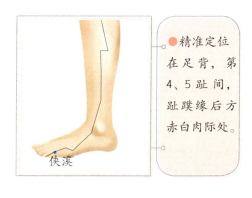
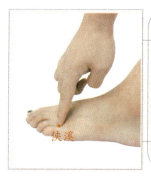

●精准定位 在足背，第4、5趾间，趾蹼缘后方赤白肉际处。

●简便取穴 坐位，在足背部第4、5趾间连接处的缝纹头处即是。

【功效】祛风止痛，活络聪耳。

【主治】①惊悸；②头痛，眩晕，颊肿，耳鸣，耳聋，目赤肿痛；③胁肋疼痛，膝股痛，足跗肿痛；④乳痈；⑤热病。

【按摩】用拇指指腹点揉侠溪穴，点揉时的力度要均匀、柔和、渗透，减少与皮肤表面形成摩擦。

足窍阴 (Zúqiàoyīn, GB44)

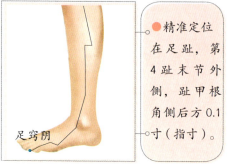

● 精准定位 在足趾，第4趾末节外侧，趾甲根角侧后方0.1寸（指寸）。

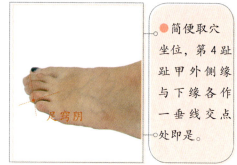

● 简便取穴 坐位，第4趾趾甲外侧缘与下缘各作一垂线交点处即是。

【功效】泄热，利胁，通窍。

【主治】①头痛，目赤肿痛，耳鸣，耳聋，喉痹；②胸胁痛，足跗肿痛。

【按摩】用拇指指腹揉按本穴，每次1～3分钟，长期坚持按摩，可以缓解足跟痛、下肢麻木的症状。

第十三章 足厥阴肝经

足厥阴肝经，起于足大趾背毫毛部，沿足背经内踝前上行，至内踝上8寸处交于足太阴经之后，上经腘窝内缘，沿大腿内侧，上入阴毛中，环绕阴器；再上行抵达小腹，夹胃，属于肝，络于胆；再上行通过膈肌，分布于胁肋部；继续上行经喉咙的后面，上入鼻咽部，连目系，从额部浅出，与督脉在巅顶部相会。其支脉，从目系下循面颊，环绕唇内。另一支脉，从肝部分出，穿过膈肌，注于肺。

【经脉病候】

腰痛，胸满，呃逆，遗尿，小便不利，疝气，少腹肿等症。

【主治概要】

1. 肝胆病症：黄疸，胸胁胀痛，呕逆及肝风内动所致的中风、头痛、眩晕、惊风等。
2. 妇科及前阴病症：月经不调、痛经、崩漏、带下、遗尿、小便不利等。
3. 经脉循行部位的其他病症：下肢痹痛、麻木、不遂等。

经穴歌诀

足厥阴经一十四，大敦行间太冲是，
中封蠡沟伴中都，膝关曲泉阴包次，
五里阴廉上急脉，章门过后期门至。

大敦（Dàdūn, LR1）

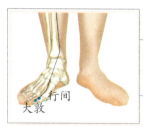

● 精准定位
在足趾，大趾末节外侧，趾甲根角侧后方0.1寸（指寸）。

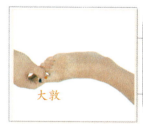

● 简便取穴
坐位，大趾趾甲外侧缘与下缘各作一垂线交点处即是。

【功效】调理肝肾，息风开窍，安神定癫，理气止痛。

【主治】①疝气，少腹痛；②遗尿，癃闭，五淋，尿血；③月经不调，崩漏，阴缩，阴中痛，阴挺；④癫痫，善寐。

【按摩】以食指指腹按摩此穴7～8秒钟，伴随缓慢的呼吸，每晚睡前重复10次。

行间（Xíngjiān, LR2）

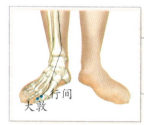

● 精准定位
在足背，第1、2趾之间，趾蹼缘后方赤白肉际处。

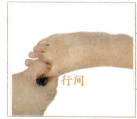

● 简便取穴
坐位，在足背部第1、2两趾之间连接处的缝纹头处即是。

【功效】清肝泄热，凉血安神，息风活络。

【主治】①中风，癫痫，头痛，目眩，目赤肿痛，青盲，口喎；②月经不调，痛经，闭经，崩漏，带下；③阴中痛，疝气；④遗尿，癃闭，五淋；⑤胸胁满痛。

【按摩】用拇指点按行间穴，稍微用力，以感觉压痛为度，每次3分钟。

太冲（Tàichōng, LR3）

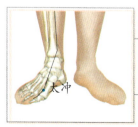

● 精准定位
在足背，第1、2跖骨间，跖骨底结合部前方凹陷中，或触及动脉搏动处。

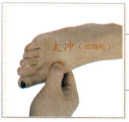

● 简便取穴
足背，沿第1、2趾间横纹向足背上推，有一凹陷处即是。

【功效】回阳救逆，调经止淋。

【主治】①中风，癫狂痫，小儿惊风，头痛，眩晕，耳鸣，目赤肿痛，口㖞，咽痛；②月经不调，痛经，经闭，崩漏，带下，难产；③黄疸，胁痛，腹胀，呕逆；④癃闭，遗尿；⑤下肢痿痹，足跗肿痛。

【按摩】用拇指指腹按揉太冲穴，每天按揉3次，每次100下。

中封 (Zhōngfēng，LR4)

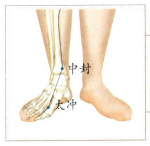

● 精准定位
在踝区，内踝前，胫骨前肌肌腱的内侧缘凹陷中。

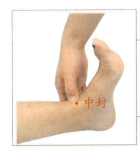

● 简便取穴
坐位，踇趾上翘，足背可见一大筋，其内侧、足内踝前下方凹陷处即是。

【功效】清泄肝胆，通利下焦，舒筋通络。

【主治】①疝气；②阴缩，阴茎痛，遗精；③小便不利；④腰痛，少腹痛，内踝肿痛。

【按摩】用左手拇指按压右足中封穴，左揉20次，右揉20次；然后用右手按压左足中封穴，手法同前。

蠡沟 (Lígōu，LR5)

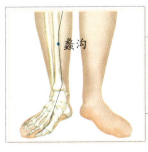

● 精准定位
在小腿内侧，内踝尖上5寸，胫骨内侧面的中央

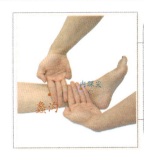

● 简便取穴
坐位，内踝尖垂直向上7横指，胫骨内侧凹陷处即是。

【功效】疏肝理气，调理经脉。

【主治】①月经不调，赤白带下，阴挺，阴痒；②小便不利；③疝气，睾丸肿痛。

【按摩】用两手拇指腹按压在两侧的蠡沟穴上，按而揉之，使局部产生酸、胀、痛感，再屈伸踝关节，同时加强指压的力度，最后用揉法放松。

中都 (Zhōngdū, LR6)

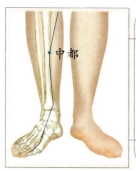

●精准定位 在小腿内侧，内踝尖上7寸，胫骨内侧面的中央。

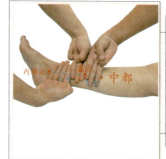

●简便取穴 先找到蠡沟穴，再向上3横指即是。

【功效】疏肝理气，调经止血。

【主治】①疝气，小腹痛；②崩漏，恶露不尽；③泄泻。

【按摩】用拇指指腹揉按中都穴，每次1～3分钟。

膝关 (Xīguān, LR7)

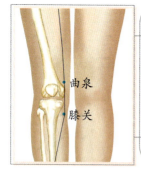

●精准定位 在膝部，胫骨内侧髁的下方，阴陵泉后1寸。

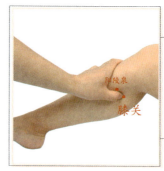

●简便取穴 先找到阴陵泉穴，向后1横指，可触及一凹陷处即是。

【功效】散风祛湿，疏通关节。

【主治】膝髌肿痛，下肢痿痹。

【按摩】用拇食指腹或指节向下按压膝关穴，每次1～3分钟。

曲泉（Qūquán，LR8）

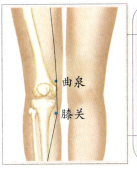

● 精准定位
在膝部，屈膝，腘横纹内侧端，股骨内侧髁的后缘半腱肌肌腱止端的前缘凹陷中。

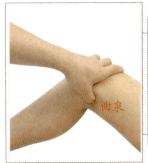

● 简便取穴
膝内侧，屈膝时可见膝关节内侧面横纹端，其横纹头凹陷处即是。

【功效】清肝火，祛湿热。

【主治】①月经不调，痛经，带下，阴挺，阴痒，产后腹痛，腹中包块；②遗精，阳痿，疝气；③小便不利；③膝髌肿痛，下肢痿痹。

【按摩】用拇指垂直按压同侧曲泉穴，两手同时进行，每次5～8分钟，每日早、晚各1次。

阴包（Yīnbāo，LR9）

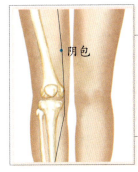

● 精准定位
在股前区，髌底上4寸，股内侧肌与缝匠肌之间。

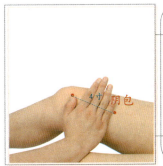

● 简便取穴
大腿内侧，膝盖内侧上端的骨性标志，直上5横指处即是。

【功效】调经止痛，利尿通淋。

【主治】①月经不调；②小便不利，遗尿；③腰骶痛引少腹。

【按摩】用拇指指腹揉按阴包穴，每次1～3分钟。

足五里（Zúwǔlǐ, LR10）

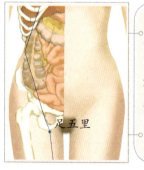
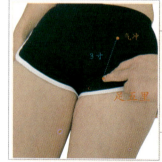

● 精准定位 在股前区，气冲穴直下3寸，动脉搏动处。

● 简便取穴 先取气冲穴，直下4横指处即是。

【功效】疏肝理气，清热利湿。

【主治】①少腹痛；②小便不通，阴挺，睾丸肿痛；③瘰疬。

【按摩】用拇指指腹揉按足五里穴，每次1～3分钟。

阴廉（Yīnlián, LR11）

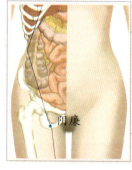
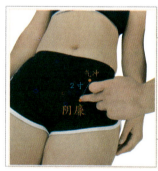

● 精准定位 在股前区，气冲穴直下2寸。

● 简便取穴 在大腿内侧，先取气冲穴，直下3横指处即是。

【功效】调经止带，通利下焦。

【主治】①月经不调，带下；②少腹痛。

【按摩】用拇指指腹按压此穴，每天3～5次，每次2～4分钟。

急脉（Jímài，LR12）

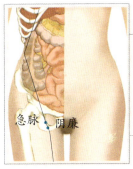
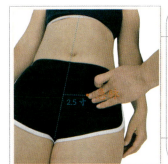

●精准定位 在腹股沟区，横平耻骨联合上缘，前正中线旁开2.5寸。

●简便取穴 腹股沟动脉搏动处，正中线旁开2.5寸即是。

【功效】理气止痛，温经散寒，补脾益肾。

【主治】①少腹痛，疝气；②阴挺。

【按摩】用中指指腹揉按急脉穴，每次1～3分钟。

章门（Zhāngmén，LR13）

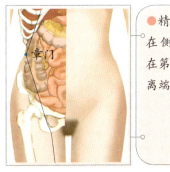
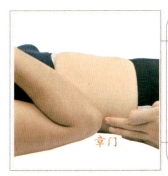

●精准定位 在侧腹部，在第11肋游离端的下际。

●简便取穴 正坐，屈肘合腋，肘尖所指处，按压有酸胀感处即是。

【功效】疏肝健脾，理气散结，清利湿热。

【主治】①腹痛，腹胀，肠鸣，腹泻，呕吐；②胁痛，黄疸，痞块。

【按摩】用拇指指腹轻柔章门穴，每次3～5分钟。

期门 (Qīmén, LR14)

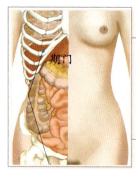

● **精准定位** 在胸部,第6肋间隙,前正中线旁开4寸。

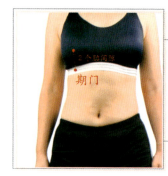

● **简便取穴** 正坐或仰卧,自乳头垂直向下第2个肋间隙,按压有酸胀感处即是。

【功效】疏肝清热,利胆和胃,降逆止痛。

【主治】①胸胁胀痛,呕吐,吞酸,呃逆,腹胀,腹泻;②奔豚气;③乳痈。

【按摩】用双手手指指端按压此穴位,并且做环状运动。每日2次,每次2分钟。

第十四章 督脉

督脉,起于胞中,下行于会阴部,向后从尾骨端上行脊柱的内部,上达项后风府,进入脑内,上行至巅顶,沿前额下行鼻柱,止于上唇系带处。

【经脉病候】

脊柱强痛,角弓反张等症。

【主治概要】

1. 脏腑病症:五脏六腑相关病症。
2. 神志病,热病:失眠,健忘,癫痫,昏迷,发热,中暑,惊厥等。
3. 头面五官病症:头痛,眩晕,口、齿、鼻、目等疾患。
4. 经脉循行部位的其他病症:头项、脊背、腰骶疼痛,下肢痿痹等。

经穴歌诀

督脉行脉之中行,二十九穴始长强,
腰俞阳关入命门,悬枢脊中中枢长,
筋缩至阳归灵台,神道身柱陶道开,
大椎哑门连风府,脑户强间后顶排,
百会前顶通囟会,上星神庭素髎对,
水沟兑端在唇上,龈交上齿缝之内。
眉头之间印堂穴,督脉背头正中行。

长强 (Chángqiáng, GV1)

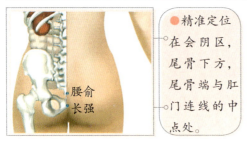
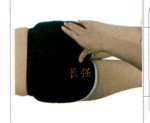

●精准定位 在会阴区,尾骨下方,尾骨端与肛门连线的中点处。

●简便取穴 在尾骨端下,尾骨端与肛门连线中点处即是。

【功效】解痉止痛,调畅通淋。

【主治】①腹泻,痢疾,便血,便秘,痔疮,脱肛;②癫狂痫;③腰脊、尾骶部疼痛。

【按摩】用手指揉、按压此穴,每次揉4分钟,双手交替按摩。每日2次。

腰俞 (Yāoshū, GV2)

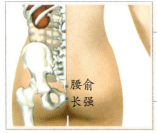
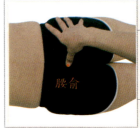

●精准定位 在骶区,正对骶管裂孔,后正中线上。

●简便取穴 后正中线上,顺着脊柱向下,正对骶管裂孔处即是。

【功效】调经清热,散寒除湿。

【主治】①月经不调,经闭;②腰脊强痛,下肢痿痹;③痫证;④腹泻,痢疾,便血,便秘,痔疮,脱肛。

【按摩】用拇指指腹按摩腰俞穴并做环状运动,每次3分钟。

腰阳关 (Yāoyángguān, GV3)

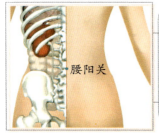
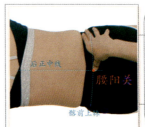

●精准定位 在脊柱区,第4腰椎棘突下凹陷中,后正中线上。

●简便取穴 两侧髂前上棘连线与脊柱交点凹陷处即是。

【功效】祛寒除湿，舒筋活络。

【主治】①腰骶疼痛，下肢痿痹；②月经不调，赤白带下；③遗精，阳痿。

【按摩】左手或右手握拳，屈曲食指以掌指关节突起部置于腰阳关穴上，先顺时针方向压揉9次，再逆时针方向压揉9次，反复作36次。

命门 （Mìngmén，GV4）

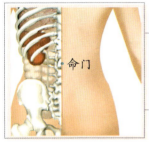
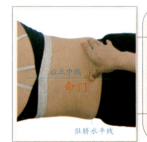

●精准定位 在脊柱区，第2腰椎棘突下凹陷中，后正中线上。

●简便取穴 肚脐水平线与后正中线交点，按压有凹陷处即是。

【功效】培元固本，强健腰膝。

【主治】①腰脊强痛，下肢痿痹；②月经不调，赤白带下，痛经，经闭，不孕；③遗精，阳痿，精冷不育，小便频数；④小腹冷痛，腹泻。

【按摩】用掌擦命门穴及两侧，以感觉发热发烫为度，然后将两掌搓热捂于命门穴两侧，意念守住命门穴约10分钟。

悬枢 （Xuánshū，GV5）

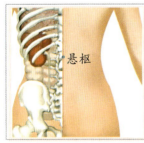
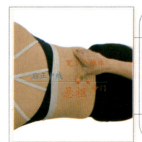

●精准定位 在脊柱区，第1腰椎棘突下凹陷中，后正中线上。

●简便取穴 从命门穴沿后正中线向上推1个椎体，下缘凹陷处即是。

【功效】助阳健脾，通调肠气。

【主治】①腰脊强痛；②腹胀，腹痛，完谷不化，腹泻，痢疾。

【按摩】用中指指腹揉按该穴，每次1~3分钟。

脊中（Jǐzhōng, GV6）

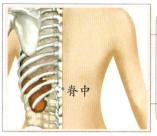
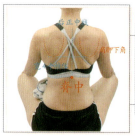

● 精准定位
在脊柱区，第11胸椎棘突下凹陷中，后正中线上。

● 简便取穴
两侧肩胛下角连线与后正中线相交处，向下推4个椎体，下缘凹陷处即是。

【功效】健脾利湿，宁神镇静。

【主治】①癫痫；②黄疸；③腹泻，痢疾，痔疮，脱肛，便血；④腰脊强痛；⑤小儿疳积。

【按摩】用拇指指腹揉按该穴，每次3～5分钟。

中枢（Zhōngshū, GV7）

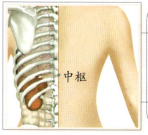
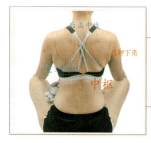

● 精准定位
在脊柱区，第10胸椎棘突下凹陷中，后正中线上。

● 简便取穴
两侧肩胛下角连线与后正中线相交处，向下推3个椎体，下缘凹陷处即是。

【功效】健脾利湿、清热止痛。

【主治】①黄疸；②呕吐，腹满，胃痛，食欲不振；③腰背疼痛。

【按摩】用单侧肘尖按摩此穴，做轻柔缓和的回旋动作共20遍，可缓解腰背部酸痛。

筋缩（Jīnsuò, GV8）

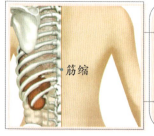
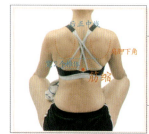

● 精准定位
在脊柱区，第9胸椎棘突下凹陷中，后正中线上。

● 简便取穴
两侧肩胛下角连线与后正中线相交处，向下推2个椎体，下缘凹陷处即是。

【功效】平肝息风，宁神镇痉。

【主治】①癫狂痫；②抽搐，脊强，四肢不收，筋挛拘急；③胃痛；④黄疸。

【按摩】以手指指腹或指节向下按压此穴，并作圈状按摩。

至阳 （Zhìyáng，GV9）

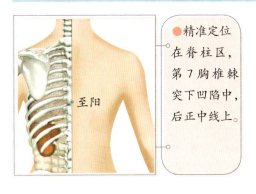

●精准定位 在脊柱区，第7胸椎棘突下凹陷中，后正中线上。

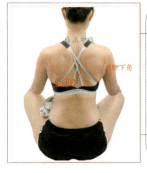

●简便取穴 两侧肩胛下角连线与后正中线相交处的椎体下缘凹陷处即是。

【功效】利胆退黄，宽胸利膈。

【主治】①黄疸，胸胁胀满；②咳嗽，气喘；③腰背疼痛，脊强。

【按摩】用拇指用力点按、弹拨该穴3～6分钟，对心绞痛有缓解作用。

灵台 （Língtái，GV10）

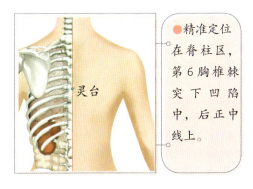

●精准定位 在脊柱区，第6胸椎棘突下凹陷中，后正中线上。

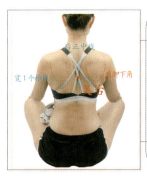

●简便取穴 两侧肩胛下角连线与后正中线相交处，向上推1个椎体，下缘凹陷处即是。

【功效】清热化湿，止咳定喘。

【主治】①咳嗽，气喘；②脊痛，项强；③疔疮。

【按摩】用拇指指腹按揉灵台穴并做环状运动，注意按压时力度要适中，每次5分钟，每天2次。

神道（Shéndào, GV11）

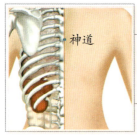
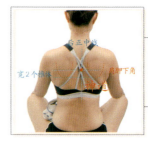

● 精准定位
在脊柱区，第5胸椎棘突下凹陷中，后正中线上。

● 简便取穴
两侧肩胛下角连线与后正中线相交处，向上推2个椎体，下缘凹陷处即是。

【功效】宁神安心，清热平喘。

【主治】①心痛，心悸，怔忡；②失眠，健忘，中风不语，痫证；③咳嗽，气喘；④腰脊强，肩背痛。

【按摩】以拇指指尖垂直点按神道穴，力度宜适中，每次1～3分钟。

身柱（Shēnzhù, GV12）

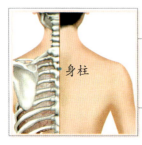
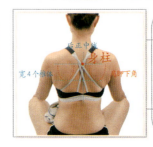

● 精准定位
在脊柱区，第3胸椎棘突下凹陷中，后正中线上。

● 简便取穴
两侧肩胛下角连线与后正中线相交处，向上推4个椎体，下缘凹陷处即是。

【功效】宣肺清热，宁神镇咳。

【主治】①身热，头痛，咳嗽，气喘；②惊厥，癫狂痫；③腰脊强痛；④疔疮发背。

【按摩】用中指指尖轻轻揉按身柱穴，以有稍微刺痛感为度，每次1～2分钟。

陶道（Táodào, GV13）

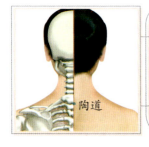
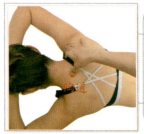

● 精准定位
在脊柱区，第1胸椎棘突下凹陷中，后正中线上。

● 简便取穴
低头，颈背交界椎骨高突处，垂直向下推1个椎体，下缘凹陷处即是。

【功效】解表清热，镇惊安神。

【主治】①热病，疟疾，恶寒发热，咳嗽，气喘；②骨蒸潮热；③癫狂；④脊强。

【按摩】低头，按摩者一手将被按摩者头按住，另一只手的拇指指腹抵于陶道穴，其余四指抓住脖颈固定，用拇指按揉。每次100下。

大椎 （Dàzhuī，GV14）

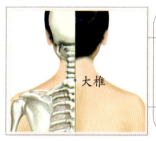

● 精准定位
在脊柱区，第7颈椎棘突下凹陷中，后正中线上。

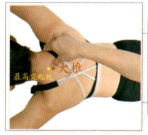

● 简便取穴
低头，颈背交界椎骨高突处，椎体下缘凹陷处即是。

【功效】清热解表，截疟止痫。

【主治】①热病，疟疾，恶寒发热，咳嗽，气喘；②骨蒸潮热；③癫狂痫，小儿惊风；④项强，脊痛；⑤风疹，痤疮。

【按摩】用拇指按顺时针方向按揉大椎穴约2分钟，然后按逆时针方向按揉约2分钟，以局部出现酸、麻、胀感觉为佳。

哑门 （Yǎmén，GV15）

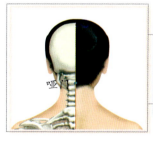

● 精准定位
在颈后区，第2颈椎棘突上际凹陷中，后正中线上。

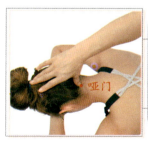

● 简便取穴
沿脊柱向上，入后发际上半横指处即是。

【功效】疏风通络，开窍醒脑。

【主治】①暴喑，舌缓不语；②癫狂痫，癔症；③头痛，颈项强痛。

【按摩】持梳与头皮呈45°角，以百会穴为中心，分别向神庭穴、曲鬓穴（双侧）、哑门穴，前后左右呈放射状刮拭，以发热为宜。

风府 (Fēngfǔ, GV16)

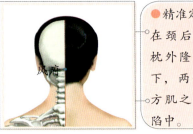
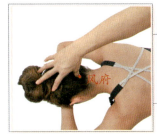

● 精准定位 在颈后区，枕外隆凸直下，两侧斜方肌之间凹陷中。

● 简便取穴 沿脊柱向上，入后发际上1横指处即是。

【功效】散风息风，通关开窍。

【主治】①中风，癫狂痫，癔症；②头痛，眩晕，颈项强痛，咽喉肿痛，暴喑，目痛，鼻衄。

【按摩】用左手扶住前额，右手拇指点按风府穴，其余四指固定于头部，按摩时要稍微用力，以能感觉到有股热流窜向前额为度，每次点按15次，共做3次。

脑户 (Nǎohù, GV17)

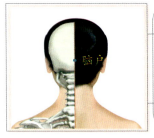
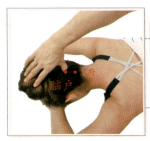

● 精准定位 在头部，枕外隆凸的上缘凹陷中。

● 简便取穴 先找到风府穴，直上约2横指，按到一突起骨性标志上缘凹陷处即是。

【功效】散风清热，开窍镇痉。

【主治】①头晕，项强；②癫痫。

【按摩】用拇指指腹或者指尖按揉穴位，以有酸痛、胀麻感为度，每次按揉3~5分钟。

强间 (Qiángjiān, GV18)

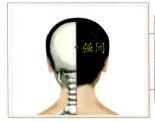
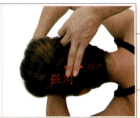

● 精准定位 在头部，后发际正中直上4寸。

● 简便取穴 先找到脑户穴，直上2横指处。

【功效】清头散风，镇静安神。

【主治】①头痛，目眩，项强；②癫狂。

【按摩】用一手扶于前额，用另一手拇指指腹由轻渐重地推揉强间穴36次，共做2次。

后顶 (Hòudǐng，GV19)

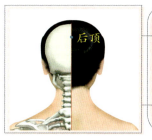
● 精准定位
在头部，后发际正中直上5.5寸。

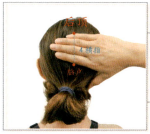
● 简便取穴
先找到脑户穴，直上4横指处。

【功效】清头散风，镇静安神。

【主治】①头痛，眩晕；②癫狂痫。

【按摩】用中指指腹按揉后顶穴并做环状运动，注意按压时力度要适中，每次按摩2分钟或者根据需要而定。

百会 (Bǎihuì，GV20)

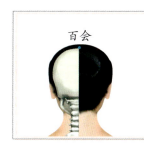
● 精准定位
在头部，前发际正中直上5寸。

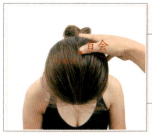
● 简便取穴
正坐，两耳尖与头正中线相交处，按压有凹陷即是。

【功效】醒脑开窍，安神定志，升阳举陷。

【主治】①痴呆，中风，失语，瘛疭，失眠，健忘，癫狂痫，癔症；②头风，头痛，眩晕，耳鸣；④脱肛，阴挺，胃下垂，肾下垂。

【按摩】用手掌按摩头顶中央的百会穴，每次按顺时针方向和逆时针方向各按摩50圈，每日2～3次。

前顶 (Qiándǐng, GV21)

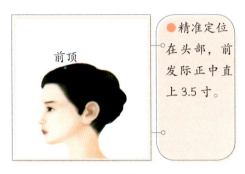
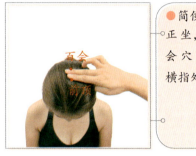

●精准定位 在头部，前发际正中直上3.5寸。

●简便取穴 正坐，由百会穴向前2横指处即是。

【功效】息风醒脑，镇静宁神。

【主治】①癫痫，小儿惊风；②头晕，目眩，巅顶痛，鼻渊，目赤肿痛。

【按摩】用中指指腹按揉前顶穴并做环状运动，注意按压时力度要适中，每次按摩2分钟或者根据需要而定。

囟会 (Xìnghuì, GV22)

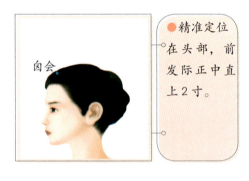
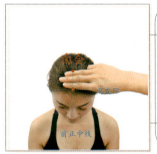

●精准定位 在头部，前发际正中直上2寸。

●简便取穴 正坐，自前发际正中直上3横指处即是。

【功效】清散头风，镇静宁神。

【主治】①头痛，目眩，癫狂痫；②面赤暴肿，鼻渊，鼻衄，鼻痔，鼻痈；③小儿惊风。

【按摩】用中指指腹揉按该穴，每次1～3分钟。

上星（Shàngxīng，GV23）

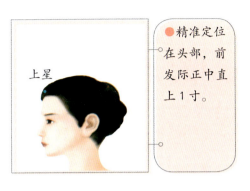
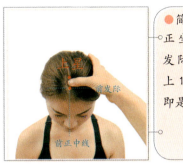

● 精准定位
在头部，前发际正中直上1寸。

● 简便取穴
正坐，自前发际正中直上1横指处即是。

【功效】清热利窍，醒神清脑，升阳益气。

【主治】①鼻渊，鼻衄，头痛，目痛；②热病，疟疾；③癫狂。

【按摩】以右手拇指指腹按揉上星穴，左手扶住头部，顺时针方向按揉，每分钟120～160次。

神庭（Shéntíng，GV24）

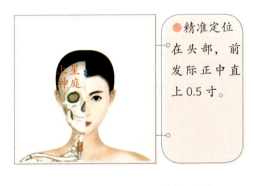
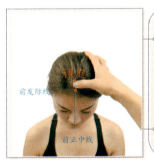

● 精准定位
在头部，前发际正中直上0.5寸。

● 简便取穴
正坐，自前发际正中直上半横指处即是。

【功效】清头散风，镇静安神。

【主治】①癫狂痫，失眠，惊悸；②头痛，目眩，目赤，目翳，鼻渊，鼻衄。

【按摩】用拇指指腹揉按该穴，每次1～3分钟。

素髎 (Sùliáo, GV25)

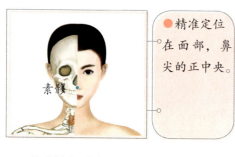 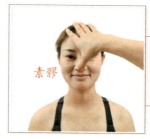

● 精准定位 在面部，鼻尖的正中央。

● 简便取穴 正坐或仰卧，面部鼻尖正中央即是。

【功效】清热开窍，回阳救逆。

【主治】①昏迷，惊厥，新生儿窒息，休克，呼吸衰竭；②鼻渊，鼻衄。

【按摩】用右手掌心（劳宫穴），按在鼻尖上（素髎穴），逆时针方向揉50次，再用左手掌心按鼻尖顺时针方向揉50次。

水沟 (Shuǐgōu, GV26)

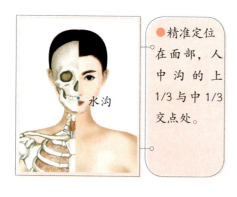 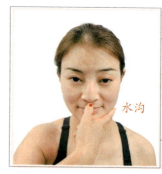

● 精准定位 在面部，人中沟的上1/3与中1/3交点处。

● 简便取穴 正坐或仰卧，面部人中沟上1/3处即是。

【功效】醒神开窍，清热息风。

【主治】①昏迷，晕厥，中风，中暑，休克，呼吸衰竭，此穴为急救要穴之一；②癔症，癫狂痫，急慢惊风；③鼻塞，鼻衄，面肿，口㖞，齿痛，牙关紧闭；④闪挫腰痛。

【按摩】两手拇指微屈，其他四指轻握拳，用拇指背沿鼻梁两侧上下往复摩擦数十次，上至双眼下，下至鼻翼两侧。

兑端 (Duìduān, GV27)

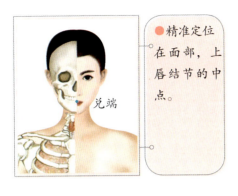
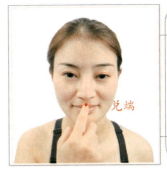

● 精准定位 在面部，上唇结节的中点。

● 简便取穴 正坐或仰卧，面部人中沟下端的皮肤与上唇的交界处即是。

【功效】清热，定惊，止痛。

【主治】①昏迷，晕厥，癫狂，癔症；②口㖞，口噤，口臭，齿痛。

【按摩】用食指指尖点压兑端穴后轻轻划圈按揉。

龈交 (Yínjiāo, GV28)

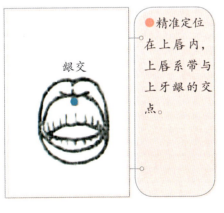
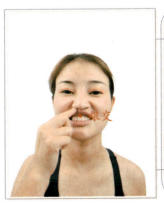

● 精准定位 在上唇内，上唇系带与上牙龈的交点。

● 简便取穴 在唇内的正中线上，上唇系带与上牙龈相接处即是。

【功效】清热，开窍，醒神。

【主治】①口㖞，口噤，口臭，齿衄，齿痛，鼻衄，面赤颊肿；②痔疮；③癫狂。

【按摩】伸出舌头，向上舔舐、刺激龈交穴，每天至少刺激20次，每次30秒。

印堂（Yìntáng, GV29）

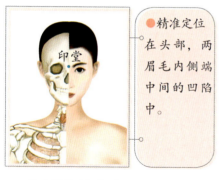

● 精准定位
在头部，两眉毛内侧端中间的凹陷中。

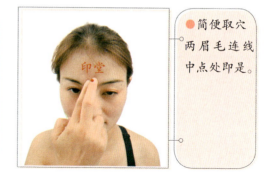

● 简便取穴
两眉毛连线中点处即是。

【功效】清头明目，通鼻开窍。

【主治】①痴呆，痫证，失眠，健忘；②头痛，眩晕；③鼻衄，鼻渊；④小儿惊风，产后血晕，子痫。

【按摩】将中指指腹置于印堂穴上，用较强的力点按10次。然后，再以顺时针方向揉动20～30圈，以逆时针揉动20～30圈方向。

第十五章 任 脉

任脉，起于胞中，下出于会阴部，向前上行于阴毛部，循腹沿前正中线上行，经关元穴至咽喉，再上行环绕口唇，经面部进入目眶下，联系于目。

【经脉病候】

疝气，带下，腹中结块等症。

【主治概要】

1. 脏腑病：腹部、胸部相关内脏病。

2. 妇科、前阴病症：月经不调，痛经，崩漏，带下，遗精，阳痿，小便不利，遗尿等。

3. 颈及面口病症：瘿气，梅核气，咽喉肿痛，暴喑，口㖞，齿痛等。

4. 神志病症：癫痫，失眠等。

5. 虚证：部分腧穴有强壮作用，主治虚劳、虚脱等证。

经穴歌诀

任脉中行二十四，会阴潜伏二阴间，
曲骨之前中极在，关元石门气海边，
阴交神阙水分处，下脘建里中脘前，
上脘巨阙连鸠尾，中庭膻中玉堂连，
紫宫华盖循璇玑，天突廉泉承浆端。

会阴 (Huìyīn, CV1)

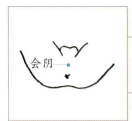
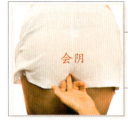

● 精准定位 在会阴区，男性在阴囊根部与肛门连线的中点；女性在大阴唇后联合与肛门连线的中点。

● 简便取穴 在会阴部，取两阴连线的中点即是。

【功效】调经强肾，苏厥回阳，清利湿热。

【主治】①溺水窒息，昏迷，癫狂痫；②小便不利，遗尿，遗精，阴痛，阴痒，脱肛，阴挺，痔疮；③月经不调。

【按摩】睡前以半卧半坐位，食指搭于中指背上，用中指指端点按会阴108下，以感觉酸痛为度。

曲骨 (Qūgǔ, CV2)

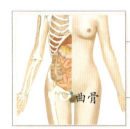
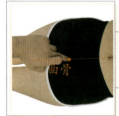

● 精准定位 在下腹部，耻骨联合上缘，前正中线上。

● 简便取穴 在下腹部，正中线上，从下腹部向下摸到一横向的骨性标志上缘即是。

【功效】温补肾阳，调经止带。

【主治】①小便不利，遗尿；②遗精，阳痿，阴囊湿痒；③月经不调，痛经，赤白带下。

【按摩】用中指指腹揉按该穴，每次1~3分钟。

中极 (Zhōngjí, CV3)

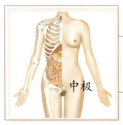
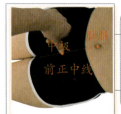

● 精准定位 在下腹部，脐中下4寸，前正中线上。

● 简便取穴 在下腹部，脐中下4寸，前正中线上。

【功效】益肾助阳，通经止带。

【主治】①遗尿，小便不利，癃闭；②遗精，阳痿，不育；③月经不调，崩漏，阴挺，阴痒，不孕，产后恶露不尽，带下。

【按摩】用中指指腹揉按该穴，每次1～3分钟。

关元 (Guānyuán, CV4)

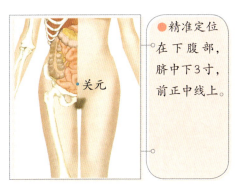

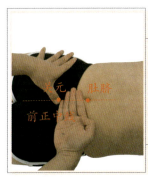

【功效】补肾培元，温阳固脱。

【主治】①中风脱证，虚劳冷惫，赢瘦无力；②少腹疼痛，疝气；③腹泻，痢疾，脱肛，便血；④五淋，尿血，尿闭，尿频；⑤遗精，阳痿，早泄，白浊；⑥月经不调，痛经，经闭，崩漏，带下，阴挺，恶露不尽，胞衣不下。

【按摩】双手交叉重叠置于关元穴上，稍加压力，然后快速地、小幅度地上下按揉。

石门 (Shímén, CV5)

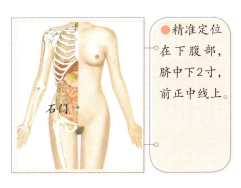

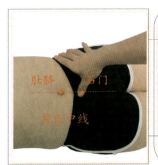

【功效】固肾培元，调经止带，清热利湿。

【主治】①腹胀，腹泻，痢疾，绕脐疼痛；②奔豚气，疝气；③水肿，小便不利；④遗精，阳痿；⑤经闭，带下，崩漏，产后恶露不尽。

【按摩】用无名指指腹按揉该穴位9分钟，感觉酸胀适中即可，或者将手搓热后，用右手中间三指在该穴处旋转按摩50～60次。

气海（Qìhǎi，CV6）

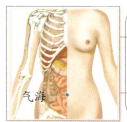 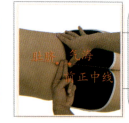

● 精准定位　在下腹部，脐中下1.5寸，前正中线上。

● 简便取穴　在下腹部，正中线上，肚脐中央向下2横指处即是。

【功效】利下焦，补元气，行气散滞。

【主治】①虚脱，形体羸瘦，脏气衰惫，乏力；②水谷不化，绕脐疼痛，腹泻，痢疾，便秘；③小便不利，遗尿；④遗精，阳痿，疝气；⑤月经不调，痛经，经闭，崩漏，带下，阴挺，产后，胞衣不下。

【按摩】用食指指腹揉按该穴，每次1～3分钟。

阴交（Yīnjiāo，CV7）

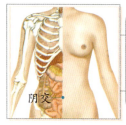 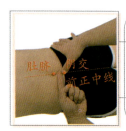

● 精准定位　在下腹部，脐中下1寸，前正中线上。

● 简便取穴　在下腹部，正中线上，肚脐中央向下1横指处即是。

【功效】调经固带，利水消肿。

【主治】①腹痛，疝气；②水肿，小便不利；③月经不调，崩漏，带下。

【按摩】将两手的拇指叠加，轻轻按在穴位处，以有酸胀感为度。每日早、晚各按揉1～3分钟。

神阙 (Shénquè, CV8)

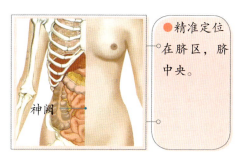

- 精准定位
在脐区,脐中央。

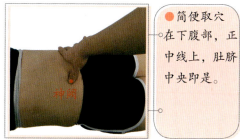

- 简便取穴
在下腹部,正中线上,肚脐中央即是。

【功效】培元固本,回阳救脱,和胃理肠。

【主治】①虚脱,中风脱证;②腹痛,腹胀,腹泻,痢疾,便秘,脱肛;③水肿,小便不利。

【按摩】用手掌揉按该穴,每次3～5分钟。

水分 (Shuǐfēn, CV9)

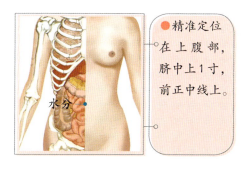

- 精准定位
在上腹部,脐中上1寸,前正中线上。

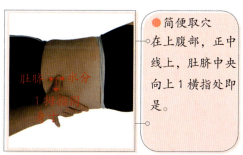

- 简便取穴
在上腹部,正中线上,肚脐中央向上1横指处即是。

【功效】通调水道,理气止痛。

【主治】①水肿,小便不利;②腹痛,腹泻,反胃吐食。

【按摩】用拇指指腹以画圆方式按压,以出现酸胀感为度,每次15下,每天2～3次。

下脘 (Xiàwǎn, CV10)

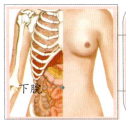

- 精准定位
  在上腹部，脐中上2寸，前正中线上。

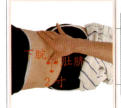

- 简便取穴
  在上腹部，正中线上，肚脐中央向上2寸处即是。

【功效】健脾和胃，降逆止呕。
【主治】①腹痛，腹胀，腹泻，呕吐，完谷不化，小儿疳积；②痞块。
【按摩】将食指和中指并拢，按顺时针方向按揉下脘穴3分钟。

建里 (Jiànlǐ, CV11)

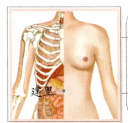

- 精准定位
  在上腹部，脐中上3寸，前正中线上。

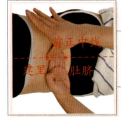

- 简便取穴
  在上腹部，正中线上，肚脐中央向上4横指处即是。

【功效】调健脾胃，消积化滞。
【主治】①胃痛，呕吐，食欲不振，腹胀，腹痛；②水肿。
【按摩】用拇指指腹在建里穴处做旋转按摩，每次按摩100下。

中脘 (Zhōngwǎn, CV12)

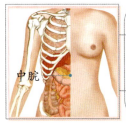

- 精准定位
  在上腹部，脐中上4寸，前正中线上。

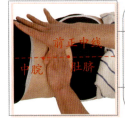

- 简便取穴
  在上腹部，剑胸联合与脐中连线的中点。

【功效】和胃健脾，降逆利水。

【主治】①胃痛，腹胀，纳呆，呕吐，吞酸，呃逆，小儿疳积；②黄疸；③癫狂，脏躁。

【按摩】仰卧位，一边缓缓吐气，一边用食指用力于中脘穴处下压，至最低点保持6秒后松开，重复10次。

上脘（Shàngwǎn，CV13）

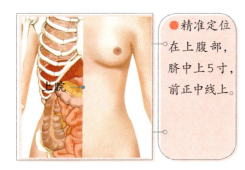

●精准定位 在上腹部，脐中上5寸，前正中线上。

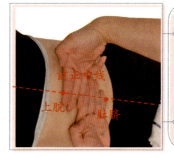

●简便取穴 在上腹部，正中线上，肚脐中央向上5寸处即是。

【功效】和中降逆，利膈化痰。

【主治】①胃痛，呕吐，呃逆，腹胀；②癫痫。

【按摩】将食指和中指并拢，按顺时针方向按揉上脘穴3分钟。

巨阙（Jùquè，CV14）

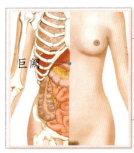

●精准定位 在上腹部，脐中上6寸，前正中线上。

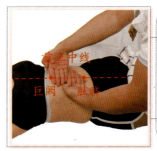

●简便取穴 在上腹部，正中线上，肚脐中央向上8横指处即是。

【功效】安神宁心，宽胸止痛。

【主治】①癫狂痫；②胸痛，心悸；③呕吐，吞酸。

【按摩】用中指指腹揉按该穴，每次1～3分钟。

鸠尾 (Jiūwěi, CV15)

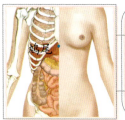
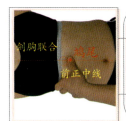

● **精准定位** 在上腹部，剑胸结合下1寸，前正中线上。

● **简便取穴** 从剑胸联合部沿前正中线直下1横指处即是。

【功效】和中降逆，清热化痰。

【主治】①癫狂痫；②胸痛；③腹胀，呃逆。

【按摩】用拇指按压此穴，作圈状按摩，左右手交替各60次。

中庭 (Zhōngtíng, CV16)

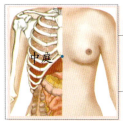
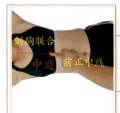

● **精准定位** 在上腹部，剑胸结合中点处，前正中线上。

● **简便取穴** 胸部前正中线上，胸剑结合部的凹陷处即是。

【功效】宽胸理气，疏膈利气，和胃降逆。

【主治】①胸腹胀满，噎膈，呕吐；②心痛；③梅核气。

【按摩】用拇指指腹或者两掌重叠，放在中庭穴，按顺时针和逆时针方向按揉2分钟，以有酸胀感为宜。

膻中 (Dànzhōng, CV17)

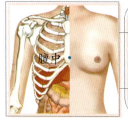
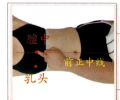

● **精准定位** 在胸部，横平第4肋间隙，前正中线上。

● **简便取穴** 仰卧位，位于胸部，两乳头中点，当前正中线上即是。

【功效】利上焦，宽胸膈，降气通络。

【主治】①咳嗽，气喘，胸闷，心痛，噎膈，呃逆；②产后乳少，乳痈，乳癖。

【按摩】用拇指指腹揉按该穴，每次3～5分钟。

玉堂（Yùtáng, CV18）

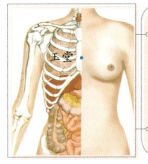
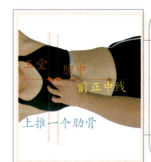

● 精准定位
在胸部，横平第3肋间隙，前正中线上。

● 简便取穴
先找到膻中穴，沿前正中线向上推1个肋骨，按压有酸痛处即是。

【功效】宽胸理气，止咳利咽。

【主治】咳嗽，气喘，胸闷，胸痛，乳房胀痛，呕吐。

【按摩】以手指指腹或指节向下按压，并作圈状按摩。

紫宫（Zǐgōng, CV19）

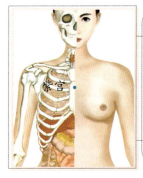
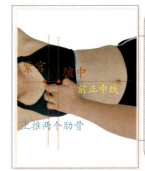

● 精准定位
在胸部，横平第2肋间隙，前正中线上。

● 简便取穴
先找到膻中穴，沿前正中线向上推2个肋骨，按压有酸痛处即是。

【功效】宽胸止咳，清肺利咽。

【主治】咳嗽，气喘，胸痛。

【按摩】用拇指指腹从上向下推摩该穴，每次3～5分钟。

华盖（Huágài，CV20）

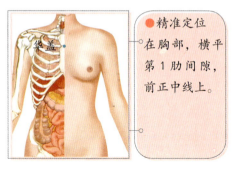
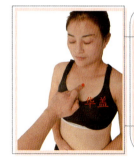

● 精准定位 在胸部，横平第1肋间隙，前正中线上。

● 简便取穴 仰卧位，由锁骨往下数，平第1肋间隙，当前正中线上即是。

【功效】宽胸理气，清肺化痰。

【主治】咳嗽，气喘，胸痛。

【按摩】以双手中指同时用力揉按华盖穴，有刺痛感为度。每次揉按1～3分钟。

璇玑（Xuánjī，CV21）

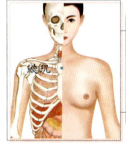
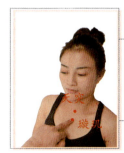

● 精准定位 在胸部，胸骨上窝下1寸，前正中线上。

● 简便取穴 仰卧，从天突穴沿前正中线向下1横指处即是。

【功效】宽胸利肺，止咳平喘。

【主治】①咳嗽，气喘，胸痛；②咽喉肿痛；③积食。

【按摩】以中指指腹按揉该穴20分钟，在揉动的同时深呼吸3次。

天突 (Tiāntū, CV22)

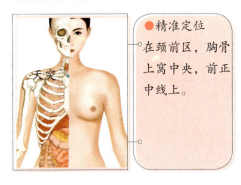
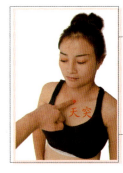

●精准定位
在颈前区,胸骨上窝中央,前正中线上。

●简便取穴
仰卧,由喉结直下可摸到一凹陷,中央处即是。

【功效】宽胸理气,通利气道,降痰宣肺。
【主治】①咳嗽,哮喘,胸痛,咽喉肿痛,暴喑;②瘿气,梅核气,噎膈。
【按摩】哮喘急性发作时,可以食指或中指指腹向胸骨方向点按天突穴。

廉泉 (Liánquán, CV23)

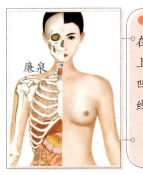
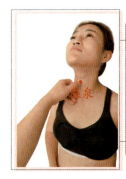

●精准定位
在颈前区,喉结上方,舌骨上缘凹陷中,前正中线上。

●简便取穴
仰头,从下巴沿颈前正中线向下推,喉结上方可触及舌骨体,上缘中点处即是。

【功效】通调舌络,清利咽喉。
【主治】中风失语,暴喑,吞咽困难,舌缓流涎,舌下肿痛,口舌生疮,喉痹。
【按摩】用拇指指腹揉按该穴,每次3～5分钟。

承浆 (Chéngjiāng, CV24)

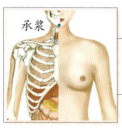

● 精准定位
在面部，颏唇沟的正中凹陷处。

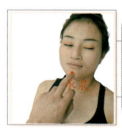

● 简便取穴
正坐，颏唇沟的正中按压有凹陷处即是。

【功效】祛风通络，通调任督。

【主治】①口㖞，齿龈肿痛，流涎；②暴喑；③癫狂。

【按摩】以食指用力压揉承浆穴，每次1～3分钟。

第十六章

奇 穴

头颈部穴

四神聪（Sì shéncōng，EX-HN1）

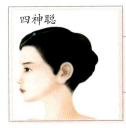

● 精准定位
在头部，百会前后左右各旁开1寸，共4穴。

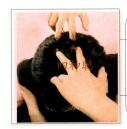

● 简便取穴
先找百会穴，其前后左右各1横指处即是，共4穴。

【功效】镇静安神，清头明目，醒脑开窍。

【主治】①头痛，眩晕；②失眠，健忘，癫痫；③目疾。

【按摩】用食指指尖点按四神聪4穴各100～200次，可缓解头痛，失眠，健忘，眩晕等症。

当阳 （Dāngyáng，EX-HN2）

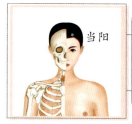
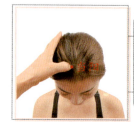

- **精准定位** 在头前部当瞳孔直上，前发际上1寸。
- **简便取穴** 沿瞳孔垂直向上，自发际直上1横指处即是。

【功效】疏风通络，清头明目。
【主治】①头痛，眩晕；②目赤肿痛，鼻炎。
【按摩】用拇指指腹揉按该穴，每次1~3分钟。

鱼腰 （Yúyāo，EX-HN4）

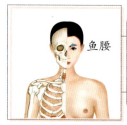
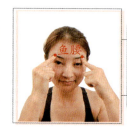

- **精准定位** 在在头部，瞳孔直上，眉毛中。
- **简便取穴** 直视前方，从瞳孔直上眉毛中即是。

【功效】镇惊安神，疏风通络。
【主治】眉棱骨痛，眼睑瞤动，眼睑下垂，目赤肿痛，目翳，口眼㖞斜。
【按摩】用中指指腹揉按该穴，每次1~3分钟。

太阳 （Tàiyáng，EX-HN5）

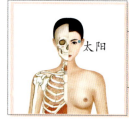
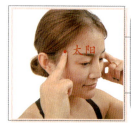

- **精准定位** 在头部，当眉梢与目外眦之间，向后约一横指的凹陷中。
- **简便取穴** 眉梢与目外眦连线中点向后1横指，触及一凹陷处即是。

【功效】清肝明目，通络止痛。

【主治】①头痛；②目疾；③面瘫。

【按摩】将手掌搓热，贴于太阳穴，稍稍用力，顺时针转揉10～20次，逆时针再转相同的次数。

耳尖 (Ěrjiān, EX-HN6)

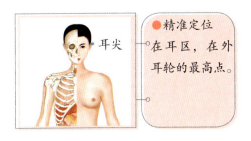

●精准定位 在耳区，在外耳轮的最高点。

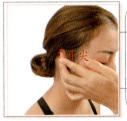

●简便取穴 坐位，将耳郭折向前方，耳郭上方尖端处即是。

【功效】清热祛风，解痉止痛。

【主治】①目疾；②头痛；③咽喉肿痛。

【按摩】拇指、食指相对，用两指尖掐按耳尖穴3～5分钟，可以缓解目赤肿痛、急性结膜炎等。

球后 (Qiúhòu, EX-HN7)

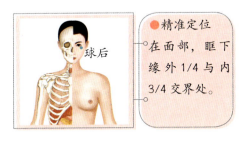

●精准定位 在面部，眶下缘外1/4与内3/4交界处。

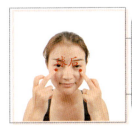

●简便取穴 把眼眶下缘分成4等分，外1/4处即是。

【功效】清热明目。

【主治】目疾。

【按摩】用食指指尖按揉球后穴3～5分钟，每天坚持按摩，可预防眼部疾病，如近视、斜视、青光眼等。

上迎香 (Shàngyíngxiāng, EX-HN8)

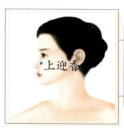

● 精准定位
在面部，鼻翼软骨与鼻甲的交界处，近鼻唇沟上端处。

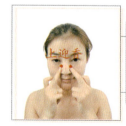

● 简便取穴
沿鼻唇沟向上推，上端尽头凹陷处即是。

【功效】清热散风，宣通鼻窍。

【主治】鼻渊，鼻部疮疖。

【按摩】用中指指尖揉按上迎香穴2～3分钟，每天坚持，可预防鼻部疾病。

内迎香 (Nèiyíngxiāng, EX-HN9)

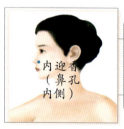

● 精准定位
在鼻孔，当鼻翼软骨与鼻甲的黏膜处。

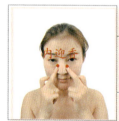

● 简便取穴
正坐，在鼻孔内，与上迎香相对处的黏膜上。

【功效】疏风解表，宣通鼻窍。

【主治】目赤肿痛，鼻疾，喉痹，热病，中暑，眩晕。

【刺法】用三棱针点刺，出血1～2毫升即可。

聚泉 (Jùquán, EX-HN10)

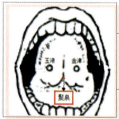

● 精准定位
在舌背正中缝的中点处。

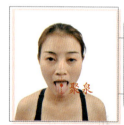

● 简便取穴
张口伸舌，在舌背正中缝的中点处即是。

【功效】舌肌麻痹，味觉减退。

【主治】舌强，舌缓，食不知味，消渴，支气管哮喘。

【刺法】直刺0.1～0.2寸，或用三棱针点刺出血。

海泉 （Hǎiquán，EX-HN11）

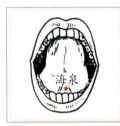

●精准定位
在于口腔内，当舌下系带中点处。

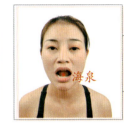

●简便取穴
正坐张口，舌转卷向后方，于舌面下，舌系带中点处取穴。

【功效】疏风解表，宣通鼻窍。

【主治】①舌缓不收，重舌肿胀，喉痹，高热，单乳蛾；②呕吐，呃逆，腹泻，腹痛；③消渴。

【刺法】用三棱针点刺出血。

金津、玉液 （Jīnjīn、Yùyè，EX-HN12、EX-HN13）

●精准定位
在口腔内，舌下系带的静脉上，左侧为金津，右侧为玉液。

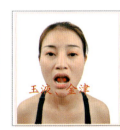

●简便取穴
伸出舌头，舌底面，系带左侧的静脉上是金津，右侧的静脉上是玉液。

【功效】清泄热邪，生津止渴。

【主治】①舌强，舌肿，口疮，喉痹，失语；②消渴，呕吐，腹泻。

【刺法】用三棱针点刺出血。

翳明 （Yìmíng，EX-HN14）

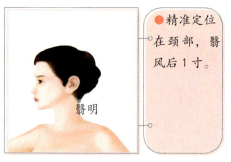
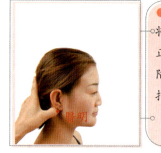

●精准定位
在颈部，翳风后1寸。

●简便取穴
将耳垂向后按，正对耳垂边缘凹陷处，向后1横指处即是。

【功效】明目聪耳，宁心安神。

【主治】①头痛，眩晕，失眠；②目疾，耳鸣。

【按摩】将食指和中指并拢，用两指指尖点揉翳明穴100次，每天坚持按摩可以预防眼部疾患。

颈百劳 （Jǐngbǎiláo，EX-HN15）

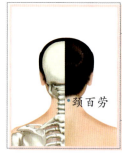
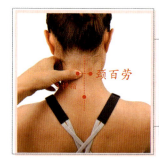

●精准定位
在颈部，第7颈椎棘突直上2寸，后正中线旁开1寸。

●简便取穴
低头，颈背交界椎骨高突处椎体，直上3横指，再旁开1横指处即是。

【功效】滋补肺阴，舒筋活络。

【主治】①颈项强痛；②咳嗽，气喘，骨蒸潮热，盗汗，自汗；③瘰疬。

【按摩】用中指指腹揉按该穴，每次1～3分钟。

胸腹部穴

子宫 （Zǐgōng, EX-CA1）

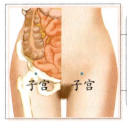

● 精准定位
在下腹部,脐中下4寸,前正中线旁开3寸。

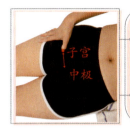

● 简便取穴
肚脐直下5横指,旁开4横指处即是。

【功效】调经理气,升提下陷。

【主治】阴挺,月经不调,痛经,崩漏,不孕。

【按摩】用双手食指和中指同时按压两侧子宫穴,稍加压力,缓缓点揉,以酸胀为度,点揉5分钟,以腹腔内有热感为最佳。

背部穴

定喘 （Dìngchuǎn, EX-B1）

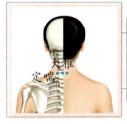

● 精准定位
在脊柱区,横平第7颈椎棘突下,后正中线旁开0.5寸。

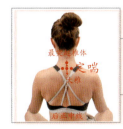

● 简便取穴
低头,颈背交界椎骨高突处椎体,旁开半横指处即是。

【功效】止咳平喘,通宣理肺。

【主治】①哮喘,咳嗽;②肩背痛,落枕。

【按摩】用拇指指腹推按定喘穴1～3分钟,长期按摩,可以缓解哮喘、久咳等。

夹脊 (Jiájǐ, EX-B2)

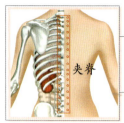
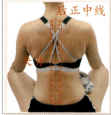

●精准定位 在脊柱区，第1胸椎至第5腰椎棘突下两侧，后正中线旁开0.5寸，一侧17穴。

●简便取穴 低头，颈背交界椎骨高突处椎体，向下推共有17个椎体，旁开半横指处即是。

【功效】调节神经，活血通络。

【主治】适应范围较广，其中胸部1～5夹脊穴治疗心肺、胸部及上肢疾病；胸部6～12夹脊穴治疗胃肠、脾、肝、胆疾病；腰部1～5夹脊穴治疗腰腹及下肢疾病。

【按摩】用双手拇指沿脊柱两侧由上至下反复推揉5分钟，长期按摩，可防治胸腰背疾病。

胃脘下俞 (Wèiwǎnxiàshū, EX-B3)

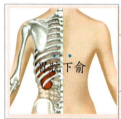
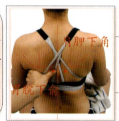

●精准定位 在脊柱区，横平第8胸椎棘突下，后正中线旁开1.5寸。

●简便取穴 两侧肩胛下角连线与后正中线相交处向下推1个椎体，下缘旁开2横指处即是。

【功效】健脾和胃，理气止痛。

【主治】①胃痛，腹痛，胸胁痛；②消渴。

【按摩】用按摩槌敲打该穴，每次3～5分钟。

痞根 (Pǐgēn, EX-B4)

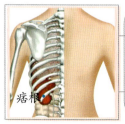
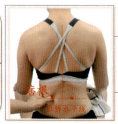

●精准定位 在腰区，横平第1腰椎棘突下，后正中线旁开3.5寸。

●简便取穴 肚脐水平线与后正中线交点向上推1个椎体，在其棘突下，旁开3.5寸处即是。

【功效】消痞止痛，健脾和胃，息风止痛。

【主治】①痞块，癥瘕，疝气；②腰痛。

【按摩】用按摩槌敲打该穴，每次3～5分钟。

下极俞 （Xiàjíshù，EX-B5）

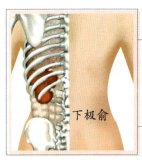

● 精准定位
在腰部，当后正中线上，第三腰椎棘突下。

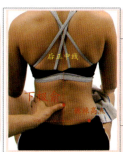

● 简便取穴
两侧髂前上棘水平线与脊柱交点向上推1个椎体，下缘凹陷处即是。

【功效】强腰健肾。

【主治】①腰痛；②小便不利，遗尿。

【按摩】用按摩槌敲打该穴，每次3～5分钟。

腰宜 （Yāoyí，EX-B6）

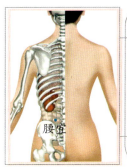

● 精准定位
在腰部，当第4腰椎棘突下，旁开3寸。

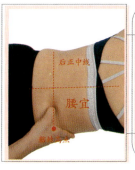

● 简便取穴
俯卧，两侧髂前上棘水平线与脊柱交点旁开4横指凹陷处即是。

【功效】理气和中。

【主治】①腰部软组织损伤，腰痛，脊柱肌痉挛；②月经不调，崩漏。

【按摩】用中指指腹揉按该穴，每次1～3分钟。

腰眼（Yāoyǎn，EX-B7）

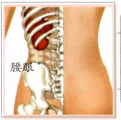
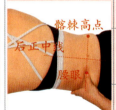

●精准定位 在腰区，横平第4腰椎棘突下，后正中线旁开约3.5凹陷中。

●简便取穴 俯卧，两侧髂前上棘水平线与脊柱交点旁开1横掌凹陷处即是。

【功效】强腰健肾。
【主治】①腰痛；②月经不调，带下；③虚劳。
【按摩】用中指指腹揉按该穴，每次1～3分钟。

十七椎（Shíqīzhuī，EX-B8）

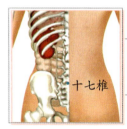
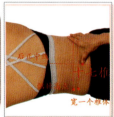

●精准定位 在腰区，第5腰椎棘突下凹陷中。

●简便取穴 两侧髂前上棘水平线与脊柱交点向下推1个椎体，棘突下即是。

【功效】强腰补肾，主理胞宫。
【主治】①腰腿痛，下肢瘫痪；②崩漏，月经不调；③小便不利。
【按摩】用中指指腹揉按该穴，每次1～3分钟。

腰奇（Yāoqí，EX-B9）

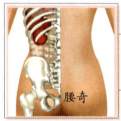
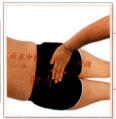

●精准定位 在骶区，尾骨端直上2寸，骶角之间凹陷中。

●简便取穴 顺着脊柱向下触，尾骨端直上3横指凹陷处即是。

【功效】安神志。

【主治】①癫痫；②头痛，失眠；③便秘。

【按摩】用大鱼际揉按腰奇穴，以局部有酸胀感为宜，每天1次，可缓解腰脊强痛、便秘、坐骨神经痛等。

上肢部穴

肘尖（Zhǒujiān，EX-UE1）

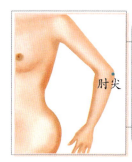

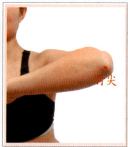

●精准定位
在肘后区，尺骨鹰嘴的尖端。

●简便取穴
屈肘，摸到肘关节的最尖端处，即为肘尖穴。

【功效】散结化瘀，清热解毒。

【主治】①瘰疬；②痈疽；③肠痈。

【按摩】将食指中指并拢，用两指指腹揉按肘尖穴3～5分钟，每天1次，可以缓解痈疽、疔疮等症。

二白（Èrbái，EX-UE2）

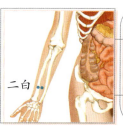

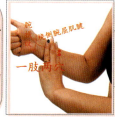

●精准定位
在前臂前区，腕掌侧远端横纹上4寸，桡侧腕屈肌腱的两侧，一肢2穴。

●简便取穴
握拳，拇指侧一筋凸起，腕横纹直上3横指处与筋交点两侧即是。

【功效】调和气血，提肛消痔。

【主治】①痔疾，脱肛；②前臂痛，胸胁痛。

【按摩】用拇指指腹揉按二白穴2～3分钟，每天1次，可缓解前臂痛、胸胁痛等。

中泉 (Zhōngquán, EX-UE3)

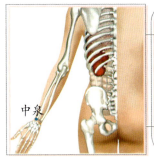
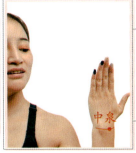

●精准定位 在腕背侧横纹中，当指总伸肌腱桡侧的凹陷处。

●简便取穴 手用力撑开，总伸肌腱与腕背横纹交点靠拇指侧的凹陷处即是。

【功效】宽胸理气，和胃止痛。

【主治】①胸胁胀痛，咳嗽，气喘，心痛；②胃脘疼痛；③掌中热。

【按摩】用中指指腹揉按该穴，每次1～3分钟。

中魁 (Zhōngkuí, EX-UE4)

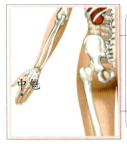
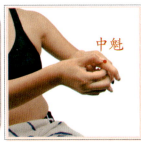

●精准定位 在手指，中指背面，近侧指间关节的中点处。

●简便取穴 中指背侧靠近心脏端的指间关节中点处即是。

【功效】疏通活络，降逆和胃。

【主治】噎膈，呕吐，食欲不振，呃逆。

【按摩】用拇指指腹揉按中魁穴3～5分钟，每天坚持，可以缓解消化不良、食欲不振。

大骨空 （Dàgǔkōng, EX-UE5）

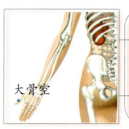

●精准定位
在手指，拇指背面，指间关节的中点处。

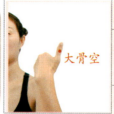

●简便取穴
抬臂俯掌，拇指指关节背侧横纹中点处即是。

【功效】退翳明目。
【主治】①目痛，迎风流泪，目翳；②吐泻；③衄血。
【按摩】用拇指和食指拿捏该穴，每次3～5分钟。

小骨空 （Xiǎogǔkōng, EX-UE6）

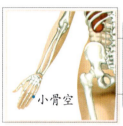

●精准定位
在手指，小指背面，近侧指间关节的中点处。

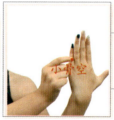

●简便取穴
小指背侧第2指关节横纹中点处即是。

【功效】明目止痛。
【主治】①目痛，迎风流泪，目翳；②指关节痛。
【按摩】用拇指和食指拿捏该穴，每次3～5分钟。

腰痛点 （Yāotòngdiǎn, EX-UE7）

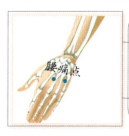

●精准定位
在手背，第2、3掌骨及第4、5掌骨之间，腕背侧横纹远端与掌指关节中点处，一手2穴。

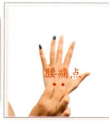

●简便取穴
手背第2、3掌骨间，第4、5掌骨间，当掌骨长度中点处即是。

【功效】舒筋通络，化瘀止痛。

【主治】急性腰扭伤。

【按摩】用拇指指尖顺时针按揉 3～5 分钟，每天按摩，可缓解耳鸣、头痛等症状。

外劳宫 (Wàiláogōng, EX-UE8)

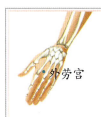

● 精准定位
在手背，第 2、3 掌骨间，掌指关节后 0.5 寸（指寸）凹陷中。

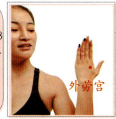

● 简便取穴
手背第 2、3 掌骨间从掌指关节向后半横指处即是。

【功效】祛风通络，活血止痛。

【主治】①落枕；②手臂肿痛；③脐风。

【按摩】用拇指按揉穴位，用力由轻到重，保持重按 10～15 分钟。

八邪 (Bāxié, EX-UE9)

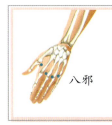

● 精准定位
在手背，第 1～5 指间，指蹼缘后方赤白肉际处，左右共 8 穴。

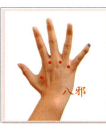

● 简便取穴
手背，第 1～5 指间，各手指根部之间，皮肤颜色深浅交界处即是。

【功效】祛风通络，清热解毒。

【主治】①手背肿痛，手指麻木；②烦热；③目痛；④毒蛇咬伤。

【按摩】睡前，将双手伸出，掌心向外，左右手交互紧握，手指相互挤压以刺激穴位。

四缝 (Sìfèng，EX-UE10)

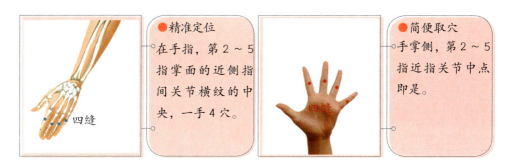

●精准定位 在手指，第2~5指掌面的近侧指间关节横纹的中央，一手4穴。

●简便取穴 手掌侧，第2~5指近指关节中点即是。

【功效】消食导滞，祛痰化积。

【主治】①小儿疳积；②百日咳。

【按摩】用拇指指尖掐揉四缝穴，每穴掐揉2~3分钟。

十宣 (Shíxuān，EX-UE11)

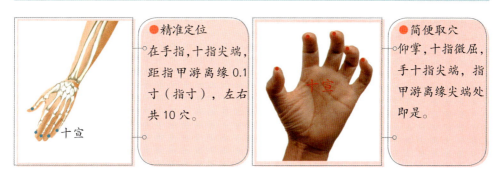

●精准定位 在手指，十指尖端，距指甲游离缘0.1寸（指寸），左右共10穴。

●简便取穴 仰掌，十指微屈，手十指尖端，指甲游离缘尖端处即是。

【功效】清热，开窍，醒神。

【主治】①昏迷；②癫痫；③高热，咽喉肿痛；④手指麻木。

【按摩】用拇指指甲用力反复掐按各手指指尖，以有酸痛感为主，刺激时间每次以不超过5分钟为宜。

下肢部穴

髋骨 (kuāngǔ, EX-LE1)

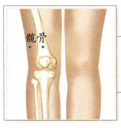
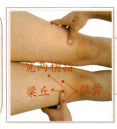

● 精准定位
在膝前区，髌底中点的上方凹陷中。

● 简便取穴
先在髌骨外上缘上3横指取梁丘穴，在梁丘两侧各2横指处即是。

【功效】通利关节，祛风除湿，活络止痛。

【主治】膝痛，足胫无力，瘫痪。

【按摩】用拇指指腹揉按该穴，每次1～3分钟。

鹤顶 (Hèdǐng, EX-LE2)

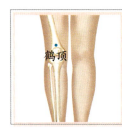
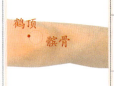

● 精准定位
在膝前区，髌底中点的上方凹陷中。

● 简便取穴
膝部，髌骨上缘正中凹陷处即是。

【功效】通利关节，祛风除湿，活络止痛。

【主治】膝痛，足胫无力，瘫痪。

【按摩】以手指指腹或指节向下按压，并作圈状按摩。

百虫窝 (Bǎichōngwō, EX-LE3)

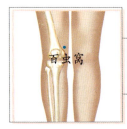
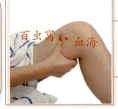

● 精准定位
在股前区，髌底内侧端上3寸。

● 简便取穴
屈膝，血海穴上1横指处即是。

【功效】祛风活血，驱虫止痒。

【主治】①虫积；②风湿痒疹。

【按摩】用拇指指腹按揉200～300次，长期按摩，可以缓解膝关疼痛、下肢痿痹。

内膝眼 (Nèixīyǎn，EX-LE4)

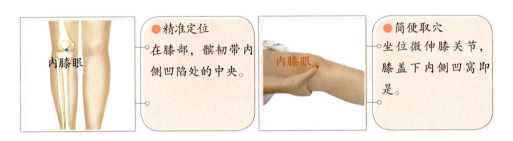

●精准定位 在膝部，髌韧带内侧凹陷处的中央。

●简便取穴 坐位微伸膝关节，膝盖下内侧凹窝即是。

【功效】活血通络，疏利关节。

【主治】①膝痛，腿痛；②脚气。

【按摩】用拇指指腹按揉3～5分钟，长期按摩，可缓解膝痛、腓肠肌痉挛等。

胆囊 (Dǎnnáng，EX-LE6)

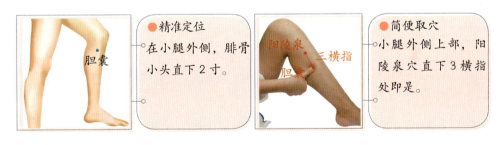

●精准定位 在小腿外侧，腓骨小头直下2寸。

●简便取穴 小腿外侧上部，阳陵泉穴直下3横指处即是。

【功效】疏肝利胆。

【主治】①急慢性胆囊炎，胆石症，胆道蛔虫症；②下肢痿痹。

【按摩】将食指中指并拢，用两指指腹按揉胆囊穴3～5分钟，长期按摩，可以防治胆囊炎、胆结石、胆绞痛等。

阑尾 (Lánwěi, EX-LE7)

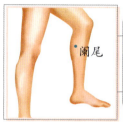
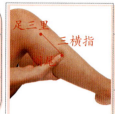

● 精准定位
在小腿外侧, 髌韧带外侧凹陷下5寸, 胫骨前嵴外一横指 (中指)。

● 简便取穴
足三里穴向下3横指处即是。

【功效】清热解毒, 化瘀通腑。
【主治】①急、慢性阑尾炎; ②消化不良; ③下肢痿痹。
【按摩】用拇指指腹揉按该穴, 每次1～3分钟。

内踝尖 (Nèihuáijiān, EX-LE8)

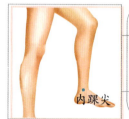
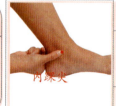

● 精准定位
在足内侧面, 内踝凸起处。

● 简便取穴
正坐垂足, 内踝之最高点处即是。

【功效】清热解毒。
【主治】①牙痛, 乳蛾; ②小儿不语; ③霍乱转筋。
【按摩】用拇指指腹微用力按揉该穴3～5分钟, 每天坚持按摩, 可以缓解腓肠肌痉挛, 牙痛等。

外踝尖 (Wàihuáijiān, EX-LE9)

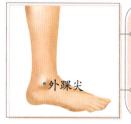
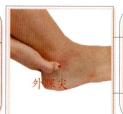

● 精准定位
在足外侧面, 外踝凸起处。

● 简便取穴
正坐垂足, 外踝之最高点处即是。

【功效】舒经活络。

【主治】①脚趾拘急，踝关节肿痛；②脚气；③牙痛。

【按摩】用拇指指腹微用力按揉3～5分钟，每天坚持按摩，可以缓解腓肠肌痉挛，脚气，牙痛等。

八风 （Bāfēng，EX-LE10）

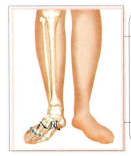

● 精准定位
在足背，第1～5趾间，趾蹼缘后方赤白肉际处，左右共8穴。

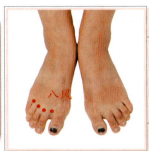

● 简便取穴
足背5趾各趾间缝纹头尽处即是，一侧4穴。

【功效】祛风通络，活血消肿，清热解毒。

【主治】①足跗肿痛，趾痛；②毒蛇咬伤；③脚气。

【按摩】以手指指腹或指节向下按压，并作圈状按摩。

独阴 （Dúyīn，EX-LE11）

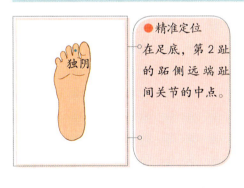

● 精准定位
在足底，第2趾的跖侧远端趾间关节的中点。

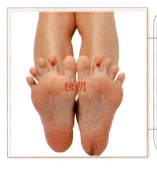

● 简便取穴
仰足，第2足趾掌面远端趾关节横纹中点处即是。

【功效】息风止痛，调理冲任，调经止带。

【主治】①胞衣不下，月经不调，疝气；②胸胁痛，卒心痛。

【按摩】用拇指和中指拿捏该穴，以有酸胀感为宜，每次3～5分钟。

气端 (Qìduān, EX-LE12)

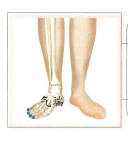
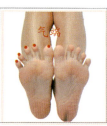

● 精准定位
在足十趾尖端,距趾甲游离缘0.1寸,左右两侧共10穴。

● 简便取穴
正坐垂足,双足10趾尖端趾甲游离尖端即是。

【功效】开窍苏厥,通络止痛。

【主治】中风急救,脑出血,足趾麻木,足背红肿,足痛,脚气。

【按摩】用拇指和中指拿捏该穴,以有酸胀感为宜,每次3～5分钟。

附 录

十四经脉腧穴及经外奇穴索引（以笔画为序）

二画

二白 / 197
二间 / 20
十七椎 / 196
十宣 / 201
人迎 / 33
八风 / 205
八邪 / 200

三画

三阳络 / 125
三阴交 / 52
三间 / 20
三焦俞 / 84
下巨虚 / 45
下关 / 32
下极俞 / 195
下脘 / 180
下廉 / 22

下髎 / 89
大巨 / 40
大包 / 58
大肠俞 / 86
大迎 / 32
大杼 / 80
大骨空 / 199
大钟 / 105
大都 / 50
大陵 / 119
大椎 / 167
大敦 / 154
大赫 / 108
大横 / 55
上巨虚 / 44
上关 / 135
上迎香 / 190
上星 / 171
上脘 / 181

上廉 / 23
上髎 / 88
小肠俞 / 86
小骨空 / 199
小海 / 69
口禾髎 / 27
子宫 / 193
飞扬 / 99

四画

丰隆 / 46
天井 / 126
天冲 / 137
天池 / 116
天枢 / 40
天府 / 14
天宗 / 70
天柱 / 80
天泉 / 116

天突 / 185
天容 / 73
天鼎 / 26
天窗 / 72
天溪 / 56
天牖 / 128
天髎 / 128
云门 / 14
五处 / 78
五枢 / 144
支正 / 68
支沟 / 124
不容 / 37
太乙 / 39
太白 / 50
太冲 / 154
太阳 / 188
太渊 / 17
太溪 / 105

巨骨	/ 26	水沟	/ 172	石门	/ 177	百会	/ 169
巨阙	/ 181	水泉	/ 106	石关	/ 111	百虫窝	/ 202
巨髎	/ 31	水突	/ 34	归来	/ 41	列缺	/ 16
少冲	/ 64	水道	/ 41	目窗	/ 140	夹脊	/ 194
少府	/ 63	手三里	/ 23	申脉	/ 100	至阳	/ 165
少泽	/ 66	手五里	/ 24	四白	/ 30	至阴	/ 102
少海	/ 61	气户	/ 35	四神聪	/ 187	光明	/ 148
少商	/ 18	气穴	/ 109	四渎	/ 125	当阳	/ 188
日月	/ 143	气冲	/ 42	四满	/ 109	曲池	/ 24
中冲	/ 120	气舍	/ 34	四缝	/ 201	曲泽	/ 117
中极	/ 176	气海	/ 178	丘墟	/ 150	曲垣	/ 71
中枢	/ 164	气海俞	/ 85	白环俞	/ 88	曲骨	/ 176
中府	/ 14	气端	/ 206	印堂	/ 174	曲泉	/ 157
中注	/ 110	长强	/ 162	外丘	/ 148	曲差	/ 77
中封	/ 155	仆参	/ 100	外关	/ 124	曲鬓	/ 136
中泉	/ 198	公孙	/ 51	外劳宫	/ 200	伏兔	/ 42
中庭	/ 182	风门	/ 80	外陵	/ 40	华盖	/ 184
中都	/ 156	风市	/ 146	外踝尖	/ 204	血海	/ 53
中脘	/ 180	风池	/ 142	头临泣	/ 140	囟会	/ 170
中渚	/ 123	风府	/ 168	头窍阴	/ 138	后顶	/ 169
中渎	/ 146	心俞	/ 82	头维	/ 33	后溪	/ 67
中魁	/ 198	尺泽	/ 15	丝竹空	/ 132	行间	/ 154
中膂俞	/ 87	孔最	/ 16			会阳	/ 90
中髎	/ 89			**六画**		会阴	/ 176
内关	/ 118	**五画**		地五会	/ 151	会宗	/ 124
内迎香	/ 190	玉枕	/ 79	地仓	/ 31	合阳	/ 98
内庭	/ 47	玉堂	/ 183	地机	/ 52	合谷	/ 21
内踝尖	/ 204	正营	/ 140	耳门	/ 131	冲门	/ 54
内膝眼	/ 203	本神	/ 139	耳尖	/ 189	冲阳	/ 46
水分	/ 179	厉兑	/ 48	耳和髎	/ 131	交信	/ 107

次髎 / 88	足五里 / 158	委中 / 92	承灵 / 141
关门 / 38	足临泣 / 150	委阳 / 91	承泣 / 30
关元 / 177	足窍阴 / 152	秉风 / 70	承浆 / 186
关元俞 / 86	足通谷 / 102	侠白 / 15	承筋 / 98
关冲 / 122	听会 / 134	侠溪 / 151	承满 / 38
阳白 / 139	听宫 / 74	金门 / 101	经渠 / 16
阳交 / 148	身柱 / 166	金津、玉液/191	
阳池 / 123	肝俞 / 83	命门 / 163	**九画**
阳谷 / 68	肘尖 / 197	郄门 / 117	带脉 / 144
阳纲 / 95	肘髎 / 24	乳中 / 36	哑门 / 167
阳陵泉 / 147	角孙 / 130	乳根 / 37	胃仓 / 96
阳辅 / 149	鸠尾 / 182	肺俞 / 81	胃俞 / 84
阳溪 / 21	条口 / 45	周荣 / 57	胃脘下俞 / 194
阴包 / 157	迎香 / 28	鱼际 / 17	幽门 / 112
阴市 / 43	库房 / 35	鱼腰 / 188	复溜 / 106
阴交 / 178	肓门 / 96	京门 / 144	俞府 / 114
阴谷 / 108	肓俞 / 110	京骨 / 101	食窦 / 56
阴郄 / 62	间使 / 118	府舍 / 54	胆俞 / 83
阴都 / 111	兑端 / 173	定喘 / 193	胆囊 / 203
阴陵泉 / 53	完骨 / 138	肩井 / 142	胞肓 / 97
阴廉 / 158	灵台 / 165	肩中俞 / 72	独阴 / 205
	灵道 / 61	肩外俞 / 71	急脉 / 159
七画	灵墟 / 113	肩贞 / 69	养老 / 68
	附分 / 92	肩髃 / 25	前谷 / 66
扶突 / 27		肩髎 / 127	前顶 / 170
志室 / 96	**八画**	建里 / 180	神门 / 63
劳宫 / 119		居髎 / 145	神封 / 113
极泉 / 60	环跳 / 146	承山 / 98	神庭 / 171
束骨 / 102	青灵 / 60	承光 / 78	神堂 / 93
步廊 / 112	肾俞 / 85	承扶 / 90	神道 / 166
足三里 / 44	昆仑 / 100		

神阙 / 179	悬枢 / 163	然谷 / 104	魄户 / 92
神藏 / 113	悬厘 / 136	痞根 / 194	膈关 / 94
屋翳 / 36	悬钟 / 149	阑尾 / 204	膈俞 / 82
眉冲 / 77	悬颅 / 136	温溜 / 22	膀胱俞 / 87
络却 / 79	偏历 / 22	滑肉门 / 39	膏肓 / 93

十画

	章门 / 159	强间 / 168	瘈脉 / 129
素髎 / 172	商丘 / 51		漏谷 / 52
彧中 / 114	商曲 / 110	### 十三画	
缺盆 / 34	商阳 / 20		### 十五画及以上
秩边 / 97	率谷 / 137	魂门 / 94	
殷门 / 90	清冷渊 / 126	督俞 / 82	璇玑 / 184
胸乡 / 57	渊腋 / 142	睛明 / 76	横骨 / 108
脑户 / 168	液门 / 122	照海 / 106	膝关 / 156
脑空 / 141	梁门 / 38	颔厌 / 135	膝阳关 / 147
脊中 / 164	梁丘 / 43	腰阳关 / 162	鹤顶 / 202
消泺 / 126	隐白 / 50	腰奇 / 196	翳风 / 129
海泉 / 191	颈百劳 / 192	腰宜 / 195	翳明 / 192
浮白 / 138	维道 / 145	腰俞 / 162	瞳子髎 / 134
浮郄 / 91		腰眼 / 196	髀关 / 42
涌泉 / 104	### 十二画	腰痛点 / 199	膻中 / 182
陶道 / 166		腹哀 / 56	臂臑 / 25
陷谷 / 47	期门 / 160	腹结 / 55	臑会 / 127
通天 / 78	厥阴俞 / 81	腹通谷 / 112	臑俞 / 70
通里 / 62	颊车 / 32	解溪 / 46	膺窗 / 36
	紫宫 / 183	廉泉 / 185	攒竹 / 76
### 十一画	跗阳 / 99	意舍 / 95	髌骨 / 202
	犊鼻 / 44		谚譆 / 94
球后 / 189	筑宾 / 107	### 十四画	蠡沟 / 155
辄筋 / 143	筋缩 / 164		颧髎 / 73
颅息 / 130	脾俞 / 84	聚泉 / 190	
	腕骨 / 67	龈交 / 173	
		箕门 / 54	